ARZNEIMITTELLEHRE

FÜR STUDIERENDE DER ZAHNHEILKUNDE UND ZAHNÄRZTE

Von

PROF. DR. MED. **JOHANNES BIBERFELD**

ZWEITE AUFLAGE

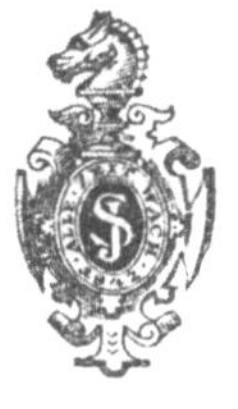

Springer-Verlag Berlin Heidelberg GmbH

1920

ISBN 978-3-662-24539-2   ISBN 978-3-662-26685-4 (eBook)
DOI 10.1007/978-3-662-26685-4

Alle Rechte, insbesondere das der
Übersetzung in fremde Sprachen, vorbehalten.

Copyright by Springer-Verlag Berlin Heidelberg 1920

Ursprünglich erschienen bei Julius Springer in Berlin 1920.

Vorwort zur ersten Auflage.

Während für Studierende der Medizin eine ganze Reihe von Lehrbüchern der Arzneimittellehre vorhanden sind, fehlt ein derartiges neueres Buch, das die besonderen Bedürfnisse der Studierenden der Zahnheilkunde berücksichtigt. Diese Lücke auszufüllen ist der Zweck des vorliegenden Grundrisses. Der Plan, der bei seiner Abfassung zu befolgen war, ergab sich daraus im wesentlichen von selbst. Die Leser werden alle die Zahnheilkunde speziell betreffenden Arzneimittel, zumal in Beziehung auf ihre praktische Verwendung, ausführlicher dargestellt finden als in Lehrbüchern von viel größerem Umfange. Aber nicht nur diese Arzneimittel habe ich behandeln zu sollen geglaubt, sondern auch alle übrigen häufiger gebrauchten, besonders die sogenannten offizinellen. Hierfür war als Grund maßgebend einmal, daß die genaue Abgrenzung der für den Zahnarzt nicht in Betracht kommenden Arzneimittel und die Vorhersage, daß bestimmte Mittel für den Zahnarzt niemals ein praktisches Interesse haben würden, bei vielen Gruppen nicht gut möglich ist; es können immer Umstände eintreten, die zu ihrer Anwendung nötigen. Außerdem ist es aber wohl ganz allgemein als wünschenswert zu bezeichnen, daß der Studierende der Zahnheilkunde, da er später das Recht hat, unbeschränkt über alle Arzneimittel zu verfügen, wenigstens in allgemeinen Umrissen einige Kenntnisse über deren Wirkungen erhält. Naturgemäß waren diese Erörterungen über praktisch für den Zahnarzt weniger wichtige Mittel ganz kurz zu fassen; ich habe mich bei ihnen auf die Anführung des Notwendigsten beschränkt.

Die Einteilung des gesamten Stoffes ist die meist übliche; die Arzneimittel sind in Gruppen, der therapeutischen Verwendung nach, zusammengefaßt. Bei den einzelnen Abschnitten habe ich jeweils eine kurze Darstellung derjenigen Wirkungen vorausgeschickt, wegen deren die Mittel für die betreffende therapeutische Indikation angewendet werden; für diese Darstellung habe ich nur die Kenntnis der einfachsten physiologischen Vorgänge vorausgesetzt.

*

Neben den offizinell vorgeschriebenen habe ich überall auch die neueren Arzneimittel, soweit sie klinisch erprobt sind, angeführt, ohne jedoch in dieser Hinsicht nach Vollständigkeit zu streben. — Nicht aufgenommen sind die als technische Materialien dienenden Stoffe (Gold, Silber, Amalgam usw.), soweit sie nicht auch ein gewisses arzneiliches Interesse haben. Ist dies, wie bei den meisten, nicht der Fall, so gehören sie ebensowenig in eine Arzneimittellehre wie die Erörterung operativer Technizismen.

Breslau, im November 1908.

Dr. Johannes Biberfeld.

Vorwort zur zweiten Auflage.

Infolge des Krieges erscheint die zweite Auflage erst jetzt. Die Einteilung des Stoffes ist die gleiche geblieben, umfangreiche Änderungen und Neueinfügungen sind in fast jedem Kapitel nötig geworden. — Von der ersten Auflage sind Übersetzungen ins Russische und Polnische erschienen.

Breslau, im August 1919.

Prof. Dr. Johannes Biberfeld.

Inhaltsverzeichnis.

Einleitung.

Die „Arzneimittellehre" handelt von den Wirkungen arzneilich, d. h. zur Behandlung von Menschen verwendeter, chemisch
meist genau gekannter Substanzen. Daß eine solche Substanz
wirksam ist, erkennen wir an den Änderungen, die sie in der
Tätigkeit, in der Funktion der Organe hervorbringt: die Organ-
tätigkeit erfährt unter dem Einfluß der Arznei eine Steigerung
oder wird umgekehrt vermindert, nur selten wird sie qualitativ
geändert. In welchem Umfange diese Funktionsänderungen eintreten, hängt zum Teil von der Menge des einwirkenden Körpers und
hauptsächlich von dessen chemischer Natur ab. Es gibt Mittel,
deren Wirkung sich erkennbar nur auf ein oder auf ganz wenige
Organe erstreckt, und andere, von denen der ganze Organismus
in Mitleidenschaft gezogen wird. — Wie kommen nun derartige
Änderungen der Funktion, der Lebensäußerung der Organe zustande? Bei einigen Substanzen kann man ohne weiteres und
mit unbewaffnetem Auge die Art, wie sie einwirken, erkennen;
wir sehen beispielsweise unmittelbar, daß die sogenannten Ätzmittel die Gewebe, mit denen sie in Berührung kommen, zerstören,
und viele Ätzmittel wirken in prinzipiell der gleichen Weise auf
lebendes wie auf totes Gewebe. — Das sind jedoch nur wenige
Substanzen; bei der großen Mehrzahl der Arzneimittel können
wir selbst mit dem Mikroskope keine, der veränderten Tätigkeit
entsprechende Änderung des äußeren Zustandes der Organe und
Gewebe, keine Abweichung von der Norm wahrnehmen. Da wir
jedoch wissen, daß die normale Funktion aller Körperteile eng
an ihre normale chemische Zusammensetzung gebunden ist, daß
jede irgendwie geartete Änderung der letzteren einen Einfluß auf
die Lebenstätigkeit ausübt, so sind wir auch berechtigt, die durch
die Einwirkung chemischer Substanzen hervorgerufenen Funktions-

abänderungen auf Veränderungen der chemischen Beschaffenheit
zu beziehen. Wir stellen uns demgemäß vor, daß die kleinsten
Teilchen der Arzneimittel, ihre Moleküle, sich in einer, allerdings
nicht genauer bekannten Weise an diejenigen Gewebsbestandteile
anlagern, mit denen die normale Tätigkeit der Organe verknüpft
ist; mit diesen gehen sie eine chemische oder physikalisch-chemische
Bindung ein, dadurch wird das Gefüge des Zellaufbaues modifiziert,
und entsprechend der geschaffenen Änderung weicht die Funktion
der Zellen von der normalen ab. — Eine derartige Änderung in
der chemischen Zusammensetzung der Zellen und Gewebe läßt sich
zwar, besonders wenn das wirksame Mittel nur kurze Zeit und
vorübergehend seinen Einfluß ausüben konnte, bis jetzt fast
nirgends nachweisen. Doch gibt es einige Substanzen, bei denen
je nach der Größe der zugeführten Menge alle Übergänge von
einer rein arzneilichen Wirkung bis zu schweren, mit mikroskopisch
und chemisch nachweisbaren Änderungen der Zellsubstanz einher-
gehenden Organschädigungen erzielt werden können. Bringen wir
beispielsweise einem Tiere ein lösliches Quecksilbersalz in geringer
Dosis bei, so tritt (unter anderem) eine Vermehrung der ab-
gesonderten Harnmenge ein, die durch eine Reizung gewisser Zellen
in der Nierenrinde bedingt ist. Wird aber diese Dosis erheblich
überschritten, dann sehen wir eine Nierenschädigung, eine
Nephritis, entstehen, und untersuchen wir eine solche Niere, dann
finden wir, daß im wesentlichen gerade diejenigen Zellen histo-
logisch und chemisch geschädigt sind, die von der kleinen Menge
zu einer Erhöhung ihrer Leistung angetrieben werden. Da nun
unleugbar die schwere Funktionsstörung nach der Einwirkung der
größeren Masse von der Änderung der Zellstruktur, d. h. der
chemischen Zusammensetzung, abhängig ist, so ist sicherlich die
durch die kleine Dosis hervorgerufene Funktionsänderung ebenfalls bedingt durch eine ähnliche, bis jetzt nur noch nicht nach-
weisbare Änderung des chemischen Aufbaues. Der wesentliche
Unterschied liegt darin, daß die letztere keinen endgültigen,
bleibenden Zustand darstellt, sondern die Zelle bald wieder ihre
normale Zusammensetzung wiedergewinnen läßt; bei der anderen
dagegen ist der pathologische Zustand dauernd, irreparabel geworden, und die Zellen gehen deshalb zugrunde.

Die Abänderung der Funktion, die das Wesen der Arznei-
wirkung, der pharmakodynamischen Wirkung, ausmacht,
kann sich, wie bemerkt, in verschiedener Richtung äußern: die
eine Substanz gibt immer Anlaß zu einer Verstärkung der Funktion, durch eine andere wird sie stets vermindert. Doch sind
diese Beziehungen nicht überall und unter allen Umständen fest-

stehend. Wir kennen Substanzen, die in kleiner Menge eingeführt gewisse Funktionen zu erhöhter Tätigkeit anregen, in
größeren jedoch eben dieselben lähmen. Und bei vielen Mitteln
finden wir, daß sie auf verschiedene Organe ganz verschieden
wirken; beispielsweise steigert das Atropin, der wirksame Bestandteil der Tollkirsche, einzelne Tätigkeitsäußerungen des
Gehirns, lähmt aber zugleich mehrere periphere Nerven ganz
vollständig.

Die pharmakodynamische Wirkung der Substanzen wird
bestimmt durch deren chemische Zusammensetzung; entsprechend
der Verschiedenheit dieser Zusammensetzung ist auch die Wirkung, die eine jede Substanz auf den lebenden Organismus ausübt, eine ganz bestimmte, die sich von der jeder anderen unterscheidet. Es gibt jedoch eine Reihe von pharmakodynamischen
Wirkungen, die ganzen Gruppen von chemischen Körpern ge-
meinsam eigen sind; so sprechen wir von einer Salzwirkung oder
Säurewirkung. Damit soll nur gesagt sein, daß alle Salze unter
Umständen fähig sind, eine derartige Wirkung auszuüben. Aber
außerdem hat noch jedes einzelne Salz, gemäß seiner Zusammensetzung aus einer bestimmten Säure und Base, eine nur ihm
eigentümliche Wirkung, und diese ist im allgemeinen die praktisch wichtigere.

Zu der Erkenntnis, daß die Wirkung fast aller arzneilich
gebrauchten Mittel eine chemische (bezw. physikalisch-chemische)
in dem gedachten Sinne sei, zu gelangen, war naturgemäß nicht
eher möglich, als bis uns die Entwickelung der chemischen
Wissenschaft die hierfür nötigen Vorbedingungen, die Kenntnis
der Arzneimittel und zum Teil auch die Kenntnis von den
chemischen Vorgängen im lebenden Körper geliefert hatte. Die
erst seit etwa dem Anfange des vorigen Jahrhunderts datierende
gewaltige Ausgestaltung der Chemie hat aber auch noch ander-
weitig die Arzneimittellehre gefördert. So lernten wir, aus den
von der Natur gebotenen Mineralien, Pflanzen und Drogen, die
bis dahin fast ausschließlich den Arzneischatz ausgemacht hatten,
die allein oder hauptsächlich wirksamen Bestandteile zu isolieren.
Die Verwendung der so gewonnenen Arzneimittel besitzt in den
meisten Fällen den großen Vorzug, daß sie genauer abzumessen
sind; auch bieten sie die pharmakodynamische Wirkung reiner
dar als die Urstoffe, die nebenbei und an Menge überwiegend
noch vieles andere Unwirksame oder in unerwünschter Richtung
Wirksame enthalten.

Und nicht nur die Isolierung reiner, gut handlicher Mittel
verdankt die Pharmakologie der Chemie. Diese erforschte auch

bei vielen von diesen und zum Teil gerade den am meisten zur Krankenbehandlung benutzten, den Alkaloiden, die Konstitution, den chemischen Aufbau; ja es ist sogar gelungen, einige von diesen Körpern synthetisch, künstlich zu erzeugen. So kennen wir die Konstitution des Kokains genau und wissen, wie es im Laboratorium des Chemikers hervorgebracht werden kann. — Ferner haben auch einige nur chemisch dargestellte, in der Natur nicht vorkommende Substanzen wie Äther, Chloroform, Chloralhydrat eine außerordlich große Bedeutung für den Arzt gewonnen.

Die Kenntnis der chemischen Zusammensetzung wichtiger Arzneimittel hat uns ihrerseits wieder in anderer Weise Förderung gebracht. Fast ausnahmslos ist das Molekül dieser, soweit sie natürlich in Pflanzen vorkommen, sehr groß und besteht aus mehreren, chemisch trennbaren Bestandteilen (Atomkomplexen). Man bemühte sich nun unter diesen denjenigen Bestandteil herauszufinden, auf dem die pharmakodynamische Wirkung des Gesamtmoleküls beruht. Mit Erfolg hat man dies u. a. beim Kokain getan. Hier ist uns bekannt, welche Atomgruppen die lokalanästhesierende Wirkung bedingen; und davon ausgehend ist man, indem die gleichen oder gleichwertige Atomgruppen in verschiedener Weise zusammengesetzt wurden, zu Körpern gelangt, denen ebenfalls die Fähigkeit eigen ist, Nervengebilde lokal zu lähmen. — Ähnlichen Bestrebungen verdanken auch die modernen Antipyretika und Antineuralgika ihre Entstehung; den Ausgangspunkt bildeten hier Versuche, dem Chinin ähnliche Körper darzustellen — und so noch viele andere.

Durch die für diese Forschungen erforderlichen experimentellen und klinischen Arbeiten wurde eine Reihe von Beziehungen zwischen chemischer Konstitution und pharmakodynamischer Wirkung aufgedeckt, da sich zeigen ließ, daß durch bestimmte Änderungen der ersteren auch die letztere in bestimmter Richtung abgeändert wurde. Doch sind die in dieser Richtung sicher gestellten Beziehungen noch recht lückenhaft und so schwankend, daß man keineswegs von einem neu entdeckten chemischen Körper auf Grund seiner Konstitution allein voraussagen könnte, ob und wie er wirksam sein wird. Das Haupthindernis hierfür liegt darin, daß außer den chemischen auch die physikalischen Eigenschaften der Substanzen von hoher Bedeutung für ihre Wirksamkeit sind. Wenn wir uns eine Beeinflussung von Zell- oder Organfunktionen durch chemische Körper schlechterdings nicht anders denken können, als daß diese Körper eine irgendwie geartete Verbindung mit den Zellelementen eingegangen sind,

so muß hierfür als Vorbedingung erfüllt sein, daß sie in die
Zellsubstanz, oder mindestens in die Zellmembran, eingedrungen
sind. Um dies aber zu können, ist es unbedingt nötig, daß sie
sich in den Bestandteilen des fraglichen Gewebes lösen. Da
alle menschlichen und tierischen Gewebe von einer wäßrigen
Flüssigkeit durchtränkt sind, so kommt hierfür vor allem die
Löslichkeit der Mittel in Wasser in Betracht; je leichter eine
chemische Substanz sich in Wasser und wäßrigen Flüssigkeiten
löst, desto besser wird sie, wie man von vornherein annehmen
darf, in die Gewebe hineingelangen können. Doch hat es sich
gezeigt, daß die Wasserlöslichkeit, wenn sie auch sicherlich das
Eindringen eines Mittels erleichtern kann, trotzdem für das eigentliche Wirksamwerden, für die Anlagerung an die Zellelemente,
nicht allein maßgebend ist. Denn nur wenn die Substanz mit
den letzteren chemisch irgendwie in Beziehung treten kann, ist
eine pharmakodynamische Wirkung möglich. Nun sind zwar die
Zellbestandteile bekanntlich nicht überall gleich beschaffen, sondern ihre chemische Zusammensetzung wechselt, je nachdem es
sich um nervöse Gebilde, Muskeln, Drüsen usw. handelt, und
damit wechselt natürlich auch die Aufnahmefähigkeit für bestimmte Arzneimittel. Gewisse chemische Stoffe finden wir jedoch fast über den gesamten Organismus verbreitet, in allen
Zellen und Zellderivaten, — das sind die sogenannten „Lipoide",
womit man gewöhnlich die tierischen Fette und fettähnlichen
Substanzen bezeichnet. Und von diesen können wir jetzt mit
Bestimmtheit behaupten, daß sie bei dem Zustandekommen arz-
neilicher Wirkung, wenn auch vielleicht nur mittelbar, eine sehr
wesentliche Rolle spielen. Ganz besonders für eine Gruppe von
Mitteln aus der Reihe der sogenannten Narkotika, also der Mittel,
die in irgendeiner Weise spezifisch auf nervöse Organe wirken,
haben die Lipoide eine große Bedeutung. — Wir haben uns beispielsweise das Eintreten der betäubenden Wirkung eingeatmeter
Chloroformdämpfe etwa in folgender Weise vorzustellen. Chloroform ist in Wasser schlecht, in den Lipoiden sehr gut löslich; die
Chloroformdämpfe dringen innerhalb der Lungen ins Blut, eine
wäßrige Flüssigkeit mit darin suspendierten Lipoiden, ein und
zwar soviel von ihnen, wie dies aufnehmen kann. Mit dem Blute
werden sie auf dem Wege des Kreislaufes in das Gehirn gebracht.
Dort trifft das chloroformbeladene Blut auf die Ganglienzellen,
die an Lipoiden sehr reich sind, und durch diese wird dem Blute
das Chloroform fast vollständig entzogen. Das geschieht durch
einen einfachen physikalischen Vorgang, den wir auch außerhalb
des Organismus leicht nachahmen können. Schüttelt man näm-

lich chloroformhaltiges Wasser gut mit einem flüssigen Fette
(z. B. Olivenöl) durch und läßt das Öl sich absetzen, so findet
man, daß dann das Wasser fast gar kein Chloroform mehr enthält. Und in der gleichen Weise ziehen die Hirnlipoide das
Chloroform aus dem Blute an sich, adsorbieren und verteilen es
dadurch auch auf die ganze Zelle. Das in dieser Art fast vollständig von Chloroform befreite Blut kehrt zu den Lungen zurück, beladet sich dort von neuem mit Chloroformdämpfen, bringt
sie wieder an das Gehirn und so fort, solange, bis die in den
Gehirnzellen aufgespeicherte und an das Zellprotoplasma ange-
lagerte Menge des Betäubungsmittels so groß geworden ist, daß
die Zellfunktion erlahmt; damit ist die Narkose erreicht. — Wird
dann die Chloroformeinatmung abgebrochen, so spielt sich derselbe Vorgang in umgekehrter Reihenfolge ab; das Blut kommt
nun chloroformfrei an das Gehirn heran und entzieht ihm Chloroform; zwar sehr viel weniger als es umgekehrt der Fall war,
aber immerhin doch eine bestimmte, wenn auch geringe Menge.
Mit dieser beladen fließt das Blut durch die Lungen, wird dort
durch Ausatmung des Chloroforms giftfrei, kehrt zum Gehirn
zurück, entzieht ihm wieder einen kleinen Teil seines Chloroforms, und so wird das Gehirn immer ärmer an dem Narkotikum. Schließlich wird die Menge des in den Ganglienzellen
noch vorhandenen Chloroforms zu gering, um die Narkose auf-
recht zu erhalten, und der Kranke erwacht. — Will man die
Narkose auf längere Zeit ausdehnen, so muß man demnach stets
ebensoviel Chloroformdämpfe einatmen lassen, als der Patient
während der Narkose ausatmet.

Mit dem Erwachen aus der Narkose, oder wenigstens relativ
kurze Zeit hinterher, kehrt die volle Integrität der vom Chloroform betäubten Ganglienzellen und ihrer Funktion wieder; die
Wirkung des Mittels ist vollständig verklungen. Das Verschwinden der Wirkung erfolgt nun zwar nicht überall so schnell wie
bei Chloroform und anderen leicht flüchtigen Substanzen (Äther,
Alkohol usw.), aber für die meisten stark wirkenden Arzneimittel
gilt doch die Erfahrung, daß ihr Einfluß nach einmaliger Zufuhr sich innerhalb von 24 Stunden erschöpft. Will man dann
von neuem in gleicher Richtung auf den Organismus einwirken,
so muß die Gabe wiederholt werden. Dies ist jedoch nicht ausnahmslos der Fall: bei einigen Mitteln (z. B. Digitalis und Strychnin) können wir eine Erscheinung beobachten, die man als Kumulation bezeichnet. Bei diesen Körpern hält die einmal ge-
setzte Änderung der Funktion einiger Organe länger als einen
Tag an; die Folge davon ist, daß, wenn man bald nach Ablauf

dieser Zeit ein zweites Quantum gibt, dieses nicht auf normale, sondern auf veränderte Zellen trifft, deren Funktion bereits in der erstrebten Richtung verschoben ist. Es ist einleuchtend, daß dann die Wirkung der wiederholten Gabe größer erscheint als die der ersten. Und dasselbe gilt in noch höherem Maße für eine dritte oder vierte Einführung in den Organismus, wenn ihm nicht jeweils Zeit gelassen wird, sich des Giftes zu entledigen. — Werden solche Verhältnisse bei der Verordnung der Medikamente nicht genügend berücksichtigt, dann kann leicht die arzneiliche Wirkung zur Vergiftung werden.

Scheinbar den umgekehrten Vorgang stellt die sogenannte Gewöhnung an ein Gift dar. Wie bekannt, gibt es bei vielen, besonders den nervöse Zentralorgane beeinflussenden Mitteln eine solche Gewöhnung; hat man sie vielfach und längere Zeit ohne Unterbrechung gegeben, so zeigt es sich recht häufig, daß man, um die gleiche Wirkung andauernd zu erzielen, mit der gegebenen Menge steigen muß. Und noch in einem anderen Sinne ist bei einzelnen von diesen Mitteln eine Gewöhnung vorhanden. Der Menschen, die aus irgendeinem Grunde durch einen größeren Zeitraum hindurch beispielsweise Morphin oder Kokain innerlich und subkutan bekommen haben, bemächtigt sich fast ohne Ausnahme ein unbezwingliches Verlangen nach dem Mittel, auch wenn der Grund, der ursprünglich zur Anwendung Anlaß gegeben hatte, bereits weggefallen ist. Individuen, die mit einer solchen Neigung behaftet sind, zeigen sich unfähig, ihren Pflichten nachzugehen, eine Beschäftigung zu beginnen, bis sie sich ihre gewohnte Giftmenge einverleibt haben: sie sind Morphinisten und Kokainisten geworden. Zugleich haben sie auch die Fähigkeit erlangt, ganz unverhältnismäßig große Massen der Gifte, die bei nicht Gewöhnten unter Umständen bereits den Tod herbeiführen würden, zu sich nehmen zu können, ohne daß Vergiftungserscheinungen auftreten. Andererseits hat sich aber in gleichem Maße auch die Empfänglichkeit für die Wirkung des Mittels abgestumpft; die Kranken müssen sich, um den gewohnten Effekt zu erreichen, eben diese große Mengen zuführen. — Es liegt nahe, den Grund für die im Stadium der Kumulation und noch mehr in dem der Gewöhnung eingetretene Änderung der Wirkung in einer geänderten chemischen Zusammensetzung der in Frage kommenden Zellen zu suchen; bis jetzt ist es jedoch nicht gelungen, in ihnen eine abnorme Beschaffenheit nachzuweisen.

Im folgenden sind bei allen stark wirksamen Mitteln Dosen für einmalige Anwendung und für den gesamten täglichen Verbrauch angegeben, die ohne besonderen Grund nicht überschritten werden dürfen. Doch soll damit selbstverständlich keineswegs gesagt sein, daß diese Dosen das übliche, gebräuchliche Maß darstellen; dieses ist vielmehr meist erheblich kleiner. — Ferner ist hierbei zu berücksichtigen, daß nicht selten Personen gefunden werden, die eine Idiosynkrasie gegen bestimmte Arzneimittel oder sogar gegen ganze Klassen von diesen zeigen. Solche Personen reagieren auf sonst durchaus zulässige Dosen, ja manchmal schon auf ganz kleine Mengen mit oft recht schweren Vergiftungserscheinungen. Es ist daher bei stark wirkenden Arzneien notwendig, vorsichtig die Toleranz des Betreffenden festzustellen, bevor man die übliche Dosis gibt. — Besonders verbreitet ist eine Idiosynkrasie gegen mehrere häufig verwendete Antineuralgika, wie Phenazetin und Antipyrin; auch Kokain wird oft schlecht vertragen. — Ganz unmöglich ist es, eine für Kinder giltige Dosentabelle aufzustellen; wenn nicht sehr dringende Gründe vorliegen, soll man bei ihnen stark narkotisch wirkende Substanzen ganz vermeiden.

I. Lokalanästhetika.

Mit dem Namen Lokalanästhetika belegen wir die Mittel, die in hervorragender Weise die Fähigkeit besitzen, örtlich Empfindungslosigkeit hervorzubringen. Wie das zustande kommt, darüber wissen wir folgendes. Zum Entstehen einer Empfindung ist es nötig, daß die ganze sensible Leitung (also Nervenendigung an der Oberfläche, peripherer Nerv, hintere Wurzel und Ganglienzellen des Rückenmarkes, sensible Fasern im Rückenmark, verlängerten Mark und Gehirn, und schließlich Ganglienzelle im Großhirn) intakt sei; ist sie an irgendeiner Stelle des Verlaufes, z. B. durch eine Verletzung, unterbrochen, so sind die peripher davon gelegenen Teile ohne Empfindung, und es kann auch durch äußere Reize keine solche ausgelöst werden. In dieser Richtung liegt nun die Wirkungsweise der Lokalanästhetika: sie machen jede Nervenstelle, auf die sie in genügender Menge einwirken, funktionsunfähig. Das gilt sowohl für die Nervenendigungen in der Körperoberfläche (Haut und Schleimhaut), wie für die Leitungsbahn (Nervenfaser), wie für das Erfolgsorgan (Ganglienzelle); alle diese nervösen Gebilde werden gelähmt. Doch ist ihre Empfindlichkeit nicht gleich groß; am schnellsten werden die zentralen Elemente ausgeschaltet, während die Nervenendigungen ziemlich resistent sind, so daß für ihre Ausschaltung eine stärkere Einwirkung des Mittels (höhere Konzentration der Lösung) erforderlich ist. — Hat man ein Lokalanästhetikum mit einem peripheren Nerven (z. B. einem Trigeminusaste) in Berührung gebracht, dann wird die sensible Leitung an der Berührungsstelle unterbrochen, d. h. kein Reiz, der diese oder eine peripher davon gelegene Stelle des Nerven oder seine Endausbreitung auf der Schleimhaut oder Haut trifft, gelangt zur Perzeption. Pinselt man dagegen beispielsweise eine Schleimhautstelle mit dem Mittel ein, so wird nur die behandelte Stelle ausgeschaltet, die darunterliegenden Teile aber nur, wenn das Mittel in die Tiefe diffundiert; es ist dann nur die Aufnahme von Reizen seitens der Nervenausbreitung in der Schleimhaut unmöglich geworden. — Die Lokalanästhetika lähmen, wenn auch vielleicht nicht gleich schnell, alle Nervenelemente, also sensible (Druck- und Schmerzempfindung), sensorische (Geschmacks-, Geruchs-, Temperaturempfindung) und motorische. In welcher Weise dies geschieht, darüber wissen wir ebensowenig wie über die Wirkungsweise der meisten anderen narkotischen Substanzen; aber daß der Nerv wirklich leitungsunfähig ist, können wir direkt, z. B. mit Hilfe des elektrischen Stromes, zeigen.

Die Zahl der chemischen Körper, die lokal anästhesieren, ist sehr groß; beispielsweise gehören alle Ätzmittel in gewissem Sinne hierher; denn da sie den Nerv zerstören oder mindestens schwer schädigen, heben sie natürlich seine Funktion, die Leitung von Reizen, auf. Die Wirkung solcher Substanzen ist aber keine pharmakodynamisch spezifische; sie schädigen ja nicht nur Nervenelemente, sondern ebensogut alle anderen Zellarten. Einen Übergang von diesen zu den Lokalanästhetizis im eigentlichen Sinne bilden die sogenannten Anästhetika dolorosa; das sind chemische Körper, die zwar eine spezifische, lähmende Wirkung auf Nervenelemente besitzen, aber diese (wie auch andere Zellen) reizen, so daß der Anästhesie eine Schmerzempfindung vorangeht. Im allgemeinen sind sie praktisch nicht brauchbar, da sie die Nerven dauernd schädigen; ein Beispiel für diese Klasse ist die Karbolsäure (s. w. u.)[1]). Heutzutage müssen wir an ein Lokalanästhetikum, das der ärztlichen Praxis genügen soll, die Anforderung stellen, daß es sich in Lösung gegen die menschlichen Gewebe indifferent verhält, sie nicht reizt, daß seine Wirkung relativ schnell vorübergeht und daß es in den praktisch gebrauchten Mengen ungiftig ist, d. h. daß diese Mengen keine wesentlichen Allgemeinerscheinungen auslösen.

Die Erzeugung einer auf einen bestimmten Ort beschränkten Anästhesie kann erwünscht sein, um bestehende Schmerzen (Neuralgien u. ä.) zum Verschwinden zu bringen. So gut und gefahrlos das nun auch mit den neueren Mitteln zu erreichen ist, so ist das doch eine seltene Indikation zu deren Anwendung, da ja durch sie der Schmerz meist nur für relativ kurze Zeit gebannt wird und ein stets wiederholter Gebrauch sich von selbst verbietet. Desto größer ist aber die Bedeutung der Lokalanästhesie in der Neuzeit für die operative Technik geworden.

---

[1]) In gewissem Sinne gehört auch destilliertes Wasser zu dieser Klasse.

Seit den ältesten Zeiten sind uns Bestrebungen bekannt, Methoden lokaler Anästhesierung zu finden, um schmerzlos operieren zu können, und auch in neuerer Zeit, als man die Allgemeinnarkose schon kannte, war das Bedürfnis nach solchen Mitteln dringend, da der immerhin erhebliche Eingriff, den eine Allgemeinnarkose darstellt, sehr oft im Mißverhältnis zu der Geringfügigkeit und kurzen Dauer der erforderlichen Operation stand. Vielfach wurde durch starken Druck auf den zugehörigen Nervenstamm das Operationsfeld empfindungslos gemacht; meist versagte aber diese Methode oder führte zu bleibenden Lähmungen infolge einer übermäßigen Schädigung der motorischen Nervenfasern. Erheblich besser war schon das besonders seit Mitte des vorigen Jahrhunderts viel angewendete Durchfrieren der zu operierenden Stellen, zumal als man lernte, die dazu nötige Abkühlung nicht mehr in der ursprünglichen, umständlichen Weise durch eine Eis-Kochsalzmischung, sondern durch Verdunstenlassen leicht flüchtiger Substanzen zu erzeugen. In manchen Fällen wird auch heute noch von dieser Methode Gebrauch gemacht, aber naturgemäß ist auch sie nur in beschränktem Umfange anwendbar. — Neben diesen physikalischen Hilfsmitteln wurden die allgemein betäubenden, durch Beeinflussung des Bewußtseins schmerzlindernden Mittel sehr häufig auch lokal verwendet. Besonders vom Morphin, aber auch vom Chloroform u. a., wurde immer wieder behauptet, daß sie ebenso wie die Zentralorgane auch die peripheren Nervenelemente lähmen, wenn sie beispielsweise mit der Injektionsspritze unmittelbar an diese herangebracht werden. Für das Morphin erwies sich das bei unbefangener Nachprüfung als Täuschung und das Chloroform und die ähnlichen Mittel gehören, wenn sie überhaupt lokal wirken, in die Reihe der Anästhetika dolorosa. Das erste wirklich brauchbare und für manche Zwecke auch heute noch nicht entbehrliche Lokalanästhetikum war das im Jahre 1884 zuerst in der Augenheilkunde verwendete Kokain.

In der erstrebten Wirkungsweise der Lokalanästhetika, daß sie am Orte ihrer Deponierung mit den sensiblen Nerven in Wechselbeziehung treten sollen, liegt es begründet, daß für ihre praktische Brauchbarkeit, die Konzentration, in der sie angewendet werden, von ausschlaggebender Bedeutung ist. Während es für den therapeutischen Gebrauch z. B. des Morphins meist so gut wie gleichgültig ist, ob man einen ccm einer $1^0/_0$igen oder fünf ccm einer $^1/_5{}^0/_0$igen Lösung gibt, kann unter Umständen eine $^1/_5{}^0/_0$ige Lösung eines Lokalanästhetikums selbst in großen Mengen da ganz wirkungslos sein, wo kleine Mengen der $1^0/_0$igen oder schon der $^1/_2^0/_0$igen vollkommen ausreichen. Der Grund hierfür ist leicht einzusehen. Im ersten Falle kann das Morphin nur wirken, wenn es resorbiert ist, im Blute kreist, und wenn nun auch in unserem Beispiele aus dem einen ccm der konzentrierteren Lösung zuerst vielleicht etwas mehr Morphin in der gleichen Zeit resorbiert wird als aus den fünf ccm, so gelangen doch auch diese recht schnell in den Kreislauf, und sobald dies geschehen, ist der Effekt auf das Gehirn der gleiche; und das gilt für alle nach der Resorption wirkenden Substanzen, vorausgesetzt, daß sie nicht sehr schnell wieder durch die Nieren usw. aus dem Körper entfernt werden. Ganz anders beim Kokain. Wenn man eine Kokainlösung an einen Nerven bringt, so tritt erst Anästhesie ein, wenn in den Nerven eine bestimmte Quantität des Giftes eingedrungen ist, eine Quantität, die je nach der Dicke des Nerven verschieden groß sein muß. Und es ist ohne weiteres klar, daß aus einer relativ konzentrierten Lösung lokal schneller und mehr Kokain eindringen wird als aus der dünneren. Allerdings geht aus der ersteren sicherlich mehr in den Kreislauf über und ist damit für den eigentlichen Zweck verloren; aber der andere, noch nicht resorbierte Teil gibt den Nerven genügend Kokain ab, um Anästhesie eintreten zu lassen. Die dünnere Lösung dagegen ist vielleicht resorbiert, ehe dies eintritt, und deshalb kann man selbst mit großen absoluten Mengen nichts erreichen, wenn nicht eine gewisse Konzentration innegehalten wird. — Umgekehrt ist es in bezug auf die Giftigkeit; hier sind nur die konzentrierten Lösungen gefährlich, da nur bei Anwendung dieser eine so große Menge von Kokain zu einer Zeit im Organismus kreist, daß Allgemeinerscheinungen ausgelöst werden können; das wenige jeweils aus den dünnen Lösungen Resorbierte wird schnell durch Ausscheidung oder Zerstörung im Organismus unschädlich gemacht.

Während bei Operationen die Lokalanästhesierung nur als Hilfsmittel dient, ist sie in neuerer Zeit auch als Heilmethode im engeren Sinne des Wortes empfohlen worden. Es wird behauptet, daß die an der Oberfläche der Haut oder der Schleimhäute sich abspielenden akuten Entzündungsprozesse viel milder verliefen und schneller ausheilten, wenn die Wunden von vorneherein und andauernd mit Lokalanästhetizis behandelt würden (Spies). Eine größere Verbreitung hat diese Methode nicht gefunden.

Kokain.

Kokain wird gewonnen aus den Blättern des Kokabaumes (Erythroxylon Coca) in Peru. Schon vor mehreren hundert

Jahren wurde von Reisenden berichtet, daß diese Blätter dort
als Anregungsmittel viel gebraucht würden. Die Eingeborenen
kauten sie und gewannen dadurch nach ihrer Angabe die Fähigkeit, Hunger, Durst, Ermüdung usw. viel besser als sonst zu
ertragen. Versuche, die man in dieser Richtung bei uns in Europa anstellte, gaben kein Resultat. Im Jahre 1860 wurde aus
den Blättern das Kokain isoliert; es wurde auch bald wissen-
schaftlich festgestellt, daß es lokal zu anästhesieren vermöge,
jedoch erst im Jahre 1884 wurde, wie erwähnt, der große Nutzen
erkannt, den seine Anwendung in der Praxis gewährt.

Die pharmakodynamischen Eigenschaften des resorbierten
Kokains erstrecken sich auf folgende Gebiete: Das Zentralnervensystem wird durch kleinere Gaben erregt: gibt man beispielsweise einem mittelgroßen Hunde 0,05 g subkutan, so zeigt er
eine ganz besondere Lebhaftigkeit und anscheinend ein gestei-
gertes Wohlbefinden. Gibt man mehr, dann schließen sich an
ein kurzes Stadium erhöhter Erregbarkeit Lähmungszustände und
Krämpfe an, und in diesen gehen dann die Tiere, wenn die
Dosis groß genug war, an Atmungslähmung zugrunde. An der
Zirkulation sehen wir nach Einbringung nicht zu großer Kokainmengen eine Steigerung des allgemeinen Blutdruckes auftreten.
Wahrscheinlich ist diese im wesentlichen bedingt durch eine
auch praktisch sehr wichtige Wirkung des Kokains, nämlich die,
daß es die peripheren Gefäße (kleine Arterien und Haargefäße)
zur Kontraktion bringt. Lokal kann man diese Wirkung leicht
dadurch zeigen, daß man eine konzentrierte Kokainlösung auf
eine Schleimhaut bringt: man sieht dann diese sehr schnell blaß
werden, d. h. die in der behandelten Stelle verlaufenden Blutgefäße sind eng, blutleer geworden. — Die für uns wesentlichste
Eigenschaft des Kokains ist aber die, daß es sehr energisch lokal
anästhesiert. Es läßt sich nachweisen, daß es diese Eigenschaft
allen Abschnitten der sensiblen Bahn gegenüber besitzt; ganz
gleich, ob man es auf Nervenendigungen, Nervenfasern oder
Ganglienzellen appliziert, stets wird die Funktion des betroffenen
Teiles aufgehoben, wofern das Gift lange genug einwirkt und die
Konzentration ausreichend ist. Legt man beispielsweise bei einem
Tiere eine Strecke eines Nervenstammes frei, bestimmt an ihm
die Stärke eines elektrischen Stromes, durch den eben eine
Schmerzäußerung hervorgerufen wird und bepinselt dann den
Nerven mit einer $^1/_4\,{}^0/_0$igen Kokainlösung, so muß man nach
kurzer Zeit die Stromstärke erhöhen, um den gleichen Effekt
wie vorher zu erzielen, und recht bald erweisen sich auch stärkste
Ströme als einflußlos; der Nerv ist vollständig leitungsunfähig

geworden. Diese temporäre Unterbrechung der Leitung beschränkt sich nicht auf die sensiblen Fasern, sondern auch die motorischen, der Bewegung dienenden Fasern des Nerven sind gelähmt; die von ihm versorgten Muskeln können nicht willkürlich bewegt werden, solange die Kokainwirkung anhält.

Träufelt man eine Kokainlösung in den Bindehautsack, so ist das äußere Auge binnen kurzem schmerzunempfindlich; außerdem sieht man an einem solchen Auge eine Erweiterung der Pupille (Mydriasis).

Beim Menschen ist die anregende, resorptive Wirkung nicht deutlich zu erkennen und daher therapeutisch nicht verwendbar. Die resorptiven Erscheinungen, die man häufig beobachtet, gehören vielmehr fast alle in den Bereich der Vergiftung. Sehr oft, besonders in den ersten Jahren der Anwendung, als man die Gefahren des Kokains noch nicht genau kannte, traten bei seinem Gebrauch Ohnmachtsanfälle, Gesichtsblässe, Pulsbeschleunigung, Übelkeit, allgemeine Schwäche auf; bei noch schwererer Vergiftung auch Krämpfe, an die sich dann nicht gar so selten eine tödliche Lähmung der Atmung und der Zirkulation anschloß. (In der zahnärztlichen Literatur sind Fälle von Allgemeinnarkose, nicht von Ohnmacht, kurzer Dauer nach Injektion kleiner Kokainmengen bekanntgegeben worden.) Diese hauptsächlich von einer Schädigung des Gehirns herrührenden Krankheitserscheinungen wurden früher meist auf eine Störung der Blutversongung des Gehirns bezogen, die infolge der Gefäße verengernden Wirkung des Kokains eintrete. Doch sind bisweilen Vergiftungen schon nach sehr geringen Mengen von Kokain beobachtet worden, wo eine solche Gehirnanämie kaum vorhanden sein konnte. Wir müssen deshalb annehmen, daß es sich hier um eine direkte lähmende Wirkung des Alkaloides auf die nervösen Elemente des Gehirns handle, die prinzipiell wohl die gleiche ist wie die lähmende Wirkung auf die peripheren Nervenfasern.

Die absolute Menge des Kokains, nach deren Anwendung beim Menschen eine Vergiftung als wahrscheinlich zu erwarten ist, läßt sich auch nicht einmal annähernd genau angeben. Bei der therapeutischen Verwendung sind einige Male ganz ungeheuer große Dosen (über 2,0 g) ohne schwere Folgeerscheinungen vertragen worden, während andererseits über Fälle berichtet wird, bei denen schon 1 cg den Tod herbeiführte. Der Hauptgrund für diese merkwürdige Verschiedenheit dürfte wohl in der Ungleichheit der angewendeten Konzentrationen zu suchen sein; auch im Tierexperiment ließ sich zeigen, daß Dosen, die in z. B.

1%iger Lösung subkutan gegeben das Tier sicher töteten, fast ohne Wirkung blieben, wenn sie in 0,1%iger Lösung appliziert wurden. Aus konzentrierten Lösungen wird eben binnen kurzer Zeit viel mehr resorbiert als aus dünnen. Ferner fällt für die Giftigkeit auch die Art der Beibringung erheblich ins Gewicht; gelangt zufällig bei einer subkutanen Injektion die Spitze der Nadel in das Lumen eines Gefässes, so gerät natürlich die injizierte Menge sofort in den Kreislauf, und dadurch wird dem Gehirn relativ schnell viel Gift zugeführt und damit wächst die Gefährlichkeit. Ebenso ist der Ort der Einspritzung von wesentlicher Bedeutung für die Schnelligkeit der Resorption: aus straffem, schwieligem, wenig blutreichem Gewebe wird das Hineingebrachte viel langsamer aufgesaugt als aus einem von zahlreichen Gefäßen durchzogenen, z. B. der Mundschleimhaut. Aber auch bei Berücksichtigung aller dieser Punkte kann man es doch nicht in Abrede stellen, daß recht viele Fälle von Vergiftungen nach Anwendung kleiner Mengen berichtet worden sind, bei denen kein plausibler Grund anzuführen war. Es bleibt nichts übrig als anzunehmen, daß die betreffenden Personen eine Idiosynkrasie gegen Kokain besaßen.

Nach dem Gesagten ist jedenfalls die offizinell angegebene Maximaldosis des Kokains, auch bei normalen Menschen, nur für nicht zu hohe Konzentrationen (0,5 bis 1,0 %) und nicht für alle Körperregionen als gültig anzusehen. Speziell bei Operationen am Kopf (auch bei Zahnextraktionen) soll nicht mehr als 0,02 g injiziert werden (Wölfler). Wenn irgend angängig, sollen die Kokaininjektionen in horizontaler Lage des Patienten ausgeführt werden, und auch nach der Operation soll der Patient noch einige Zeit liegenbleiben.

Ist eine Kokainvergiftung eingetreten, so ist folgendes zu beachten. In leichteren Fällen wird es meist genügen, den Kopf tief zu lagern; hierdurch wird gewöhnlich eins der häufigsten Symptome, die Ohnmacht, schnell behoben. Hat man Amylnitrit bei der Hand, so läßt man einige Tropfen davon einatmen (s. d.). Ist die Vergiftung schwerer, so muß man versuchen, die Herztätigkeit anzuregen; man schlägt die Haut der Brust mit nassen Tüchern oder begießt sie kalt und gibt Kaffee oder subkutan Kampher. Droht die Atmung auszusetzen, dann ist künstliche Atmung einzuleiten.

Außer zur Erzeugung von Lokalanästhesie wird das Kokain nur wenig benutzt. Relativ häufig wird es noch innerlich gegen sehr hartnäckiges Erbrechen gegeben; hier beruht sein Wert ebenfalls auf der lokalanästhesierenden Eigenschaft. Durch diese werden die sensiblen Magennerven betäubt, und damit entfällt der Anreiz zum Erbrechen, soweit er von der Magenschleimhaut ausgeht.

Die an sich schon sehr starke lokalanästhesierende Wirkung des Kokains wird bei der praktischen Verwertung noch erheblich dadurch unterstützt, daß es, wie erwähnt, die Gewebe blutleer macht. Denn durch die Blutleere wird die Resorption, die Fortschaffung des eingespritzten Mittels verzögert und diesem somit Gelegenheit gegeben, länger einzuwirken. Daher dauert erstens die Anästhesie länger an als bei einem anderen Mittel von gleicher anästhesierender Kraft. Aber auch intensiver ist sie; selbst Lösungen von schwacher Konzentration vermögen noch zu wirken, da bei der längeren Dauer des Verweilens auch aus ihnen genügend Kokain aufgenommen werden kann, um den Nerv zu lähmen.

Die Art der Anwendung des Kokains auf die Oberfläche von Schleimhäuten (Auge, Mund, Nase, Rachen, Kehlkopf) ist seit seiner Einführung im wesentlichen die gleiche geblieben; konzentrierte Lösungen werden auf die unempfindlich zu machende Stelle aufgebracht. In den Augenbindehautsack träufelt man $2-3^0/_0$ige, auf die übrigen Schleimhäute pinselt man $10-20^0/_0$ige Lösungen oder läßt mit solchen Lösungen getränkte Tampons auf sie einwirken. Sehr eingreifend sind dagegen die Wandlungen der Methoden gewesen, die man benutzt, um tieferliegende Gewebe zu anästhesieren. Die zuerst geübte Einspritzung von 3- und $5^0/_0$igen Lösungen und auch die der in Frankreich gegenwärtig noch viel gebräuchlichen $^1/_2$- und $1^0/_0$igen Lösungen (Réclus) sind in Deutschland fast allgemein als zu gefährlich verlassen worden. Einen wesentlichen Fortschritt brachte C. Schleich; er wies nach, daß, wenn man Gewebe mit irgendeiner indifferenten Flüssigkeit prall anfüllt (unter Verdrängung der normal vorhandenen Gewebsflüssigkeit), schon ein recht geringer Zusatz von Kokain zu dieser Flüssigkeit genügt, um den angefüllten, „infiltrierten" Bezirk zu anästhesieren. Wenn auch die theoretischen Erwägungen Schleichs und die darauf begründete Empfehlung einer Infiltrierungs-Flüssigkeit niedrigen osmotischen Druckes sich als falsch und unbrauchbar erwiesen haben, so ist doch erst durch diese Entdeckung Schleichs die fast schon wieder aufgegebene Lokalanästhesierung zu einem in der Chirurgie allgemein verwendeten Verfahren geworden; allerdings ist die Infiltrierung nicht allerorten brauchbar; so wird sie zu Zahnextraktionen kaum mehr angewendet.

Das hauptsächlich Wirksame bei der Schleichschen Methode ist die Blutleere; durch die pralle Anfüllung werden die kleineren Gefäße blutleer, das Kokain bleibt lange unresorbiert, und deshalb erreicht man beispielsweise mit der $^1/_{10}$ $^0/_0$ igen Lösung ungefähr das gleiche wie sonst mit der $^1/_2$ $^0/_0$ igen. Noch besser wirkt in dieser Richtung die mechanische Absperrung der Blutzufuhr mit Hilfe eines umgeschnürten Gummischlauches (Oberst). Mit einer sehr geringen Menge, z. B. 1 $^0/_0$ iger Kokainlösung, die man am Grunde des abgeschnürten Gliedes zirkulär einspritzt, erzielt man hier volle Empfindungslosigkeit. Der Natur der Sache nach ist dieses Verfahren aber nur an den Extremitäten, und zwar auch da nur an Zehen und Fingern ausführbar.

In der gleichen Art wirksam, praktisch jedoch von viel größerer Bedeutung sind die Nebennierenpräparate als Hilfsmittel der Lokalanästhesierung — eine Methode, deren Ausbildung wir hauptsächlich den Arbeiten H. Brauns verdanken. Er zeigte, daß schon eine Suprareninlösung von der Konzentration 1:1 Million imstande ist, Gewebe, das man mit ihr infiltriert hat, soweit blutleer zu machen, daß beim Anschneiden nur größere Gefäße bluten.

Die Blutleere, gleichviel auf welche Weise sie nun erzeugt worden ist, erhöht nicht nur die Intensität der lokalen Anästhesie, sondern vermindert aus gleichem Grunde auch die Giftigkeit des eingespritzten Kokains. Das Gift bleibt infolge der Anämie so lange an Ort und Stelle liegen und kommt nur so langsam in den Kreislauf, daß es bei der schnellen Ausscheidung und Zerstörung niemals zu einer bedrohlichen Anhäufung des Mittels im Blute kommen kann.

Als eine praktisch gut brauchbare Methode der Lokalanästhesierung hat sich die sogenannte Leitungsanästhesie erwiesen. Hier wird ebenfalls, wie nach Oberst, das Kokain nicht in das Operationsgebiet selbst injiziert, sondern zentralwärts an einer Stelle, an der man leicht bis dicht an den das Operationsfeld mit sensiblen Zweigen versorgenden Nerven herankommen kann. Die dort injizierte Kokainlösung diffundiert in den Nerv hinein und unterbricht die Leitung im Nerven; sensible Reize, die von der Peripherie herkommen, können dann die Stelle nicht passieren und somit ist das Operationsgebiet schmerzunempfindlich geworden. — In dieser Weise kann man z. B. die oberen vorderen Schneidezähne häufig dadurch empfindungslos machen, daß man einen mit 5- oder 10 $^0/_0$ iger Kokainlösung getränkten Wattebausch in die Fossa nasalis einführt.

Als Lösungsmittel für das Kokain — und das gleiche gilt für fast alle anderen Lokalanästhetika — ist bei den dünnen

Konzentrationen (1 $^0/_0$ und darunter) die sogenannte physiologische 0,9 $^0/_0$ ige Kochsalzlösung zu verwenden. Denn die mit destilliertem Wasser bereiteten dünnen Lösungen unterscheiden sich physikalisch nicht viel von reinem destilliertem Wasser und würden, wie dieses, Quellungserscheinungen (besonders Schmerz bei der Injektion) verursachen; durch den Zusatz von Kochsalz werden sie physikalisch den Geweben gleich und reizen daher nicht. — Bei Konzentrationen von 3 $^0/_0$ und darüber wird kein Kochsalz zugesetzt.

Im einzelnen werden folgende Konzentrationen vom Kokain gebraucht. Zur oberflächlichen Anästhesierung der Mund- und Nasenschleimhaut genügt, wie erwähnt, die Aufpinselung 10—20 $^0/_0$ iger Lösung; trotzdem hierbei relativ große Mengen des Alkaloides verbraucht werden, sind Vergiftungen nur sehr selten beobachtet worden. Zur Anästhesierung kleiner Bezirke, in denen die Infiltrationsmethode schlecht angewendet werden kann (z. B. für Zahnextraktionen), injiziert man $^1/_2$—1 $^0/_0$ ige Lösung mit einem bestimmten, später noch genauer zu erörternden Suprareninzusatz; von dieser Lösung sollen, besonders bei Zahnextraktionen, nicht mehr als höchstens 2 ccm injiziert werden (Braun), sowohl wenn man den kranken Zahn direkt (durch Injektion bukkal und lingual), als auch wenn man die Nerven (N. infraorbitalis bzw. N. lingualis) in ihrer Kontinuität außerhalb der Mundhöhle anästhesiert. Die gleiche Konzentration dient auch für die Leitungsanästhesie an anderen Körperstellen. — Zur Infiltrationsanästhesie nimmt man die Lösungen I und II (II enthält doppelt so viel Kokain wie I) nach Braun (s. u.); das in den ursprünglichen Schleichschen Lösungen mit verordnete Morphin ist unnütz, da es lokal nicht wirkt und andrerseits die Menge viel zu klein ist, um wie sonst durch Beeinflussung des Gehirns den Nachschmerz zu lindern, wie behauptet worden war. — Kokain in Substanz wird der Arsenpaste zugefügt, wenn man mit dieser die Zahnpulpa zerstören will.

Cocainum hydrochloricum bildet farblose, in Wasser und Alkohol leicht lösliche Kristalle. Chemisch ist das Kokain als Benzoylekgoninmethylester zu bezeichnen. — Die Maximaldosis für das Cocainum hydrochloricum beträgt **0,05! pro dosi, 0,15! pro die.**

Es ist nicht sterilisierbar, da es sich beim Kochen teilweise zersetzt und dadurch viel an seiner anästhesierenden Wirkung verliert; auch reizen solche gekochte Lösungen manchmal die Gewebe.

Rezepte.

1. Kokain. hydrochl. 0,1
 Natr. chlorati 0,9
 Solut. Supraren.(1:1000) gtt. 5.
 Aqu. destill. 100,0
 (Lösung I nach Braun.)

2. Kokain. hydroch. 0,1.
 Solut. Supraren. (1:1000) gtt. 5
 Aqu. dest. 10,0
 (1 %ige Lösung).

3. Kokain. hydrochl. Acid. arsenicos. āā 1,0
 Acid. carbol. liquefacti q. s. ut fiat pasta
 (Arsenpaste.)

Tropakokain.

Tropakokain, chemisch Benzoylpseudotropein, wurde 1892 in den Blättern des auf Java wachsenden Kokabaumes entdeckt und ist später auch künstlich dargestellt worden.

Die Allgemeinwirkungen des Tropakokains sind mit denen des Kokains in vielen Beziehungen vergleichbar; auch hier beobachtet man im Tierexperimente eine erregende Wirkung auf das Zentralnervensystem und bei sehr großen Dosen den Tod an Atmungslähmung. Von praktischer Bedeutung ist, daß dem Tropakokain die Eigenschaft des Kokains, lokale Ischämie, Blutleere, zu erzeugen, vollständig abgeht; ja, es wird meist unter seiner Einwirkung eine Hyperämie, herrührend von einer Gefäßerweiterung, beobachtet. Es sind infolgedessen manchmal starke Nachblutungen eingetreten. — Das Tropakokain besitzt eine recht gute lokal anästhesierende Potenz, die nur wenig hinter der des Kokains zurückbleibt, dagegen ist die Dauer der Anästhesie eine erheblich kürzere. Die Giftigkeit ist bei Tier und Mensch ungefähr 2—3 mal kleiner als die des Kokains; in dünneren Lösungen ($^1/_2$—1 %) darf man bis zu 0,2 g einspritzen. — Bei den seltenen Vergiftungen sind Schwindelgefühl, Ohnmachtsanfälle, Herzschwäche beobachtet worden. — Ein wesentlicher Nachteil ist, daß Tropakokain nicht mit Suprarenin zusammen anwendbar ist; die durch Tropakokain verursachte Hyperämie hebt die Supradeninanämie auf; es ist deshalb nach einigen Autoren für Zahnextraktionen wenig geeignet. — Das Tropakokain wird durch Kochen nicht zersetzt und ist daher sterilisierbar. — Tropakokain wird als salzsaures Salz verwendet; dieses ist ein weißes, in Wasser gut lösliches Pulver.

Rezepte.

1. Tropakokaini hydrochlorici 0,2
 Natr. chlorati 0,9
 Aqu. destill. 100,0
 (Zur Gewebsinfiltration.)

2. Tropakokaini hydrochlor. 0,1
 Solut. Natr. chlorat. (0,9%) 10,0
 1 %ige Lösung
 (Zu Zahnextraktionen.)

2*

Synthetische, künstlich dargestellte Ersatzmittel des Kokains.

Es gibt mehrere Gründe für das stets erneute Bestreben, Ersatzmittel des Kokains künstlich darzustellen. Die künstliche Darstellung des Kokains selbst ist zwar von Chemikern (Einhorn) schon längst durchgeführt, doch ist die dazu angewendete Methode zu umständlich, um praktisch brauchbar zu sein. Das natürliche Kokain ist relativ teuer. Der wichtigste Grund, nach Ersatzmitteln zu suchen, ist aber die relativ hohe Giftigkeit des Kokains, die sich trotz der oben erwähnten Hilfsmittel immer wieder, wenn auch seltener als früher, geltend macht. Außerdem hat das Kokain öfters unerwünschte Neben- und Nachwirkungen; bei der Anästhesierung des äußeren Auges ist, um ein Beispiel anzuführen, die Pupillenerweiterung lästig; ferner trocknet das Kokain die Hornhaut aus. Bei Zahnextraktionen sind häufig starke und relativ lange anhaltende Ödeme aufgetreten. — Fast alle die Versuche zur Auffindung neuer Lokalanästhetika fußen auf Überlegungen, die sich an die Erkennung der Konstitution, der chemischen Zusammensetzung des Kokains, anschlossen. Diese ist folgende:

$$\begin{array}{ccc}
& \text{H} & \text{H} \\
\text{H}_2\text{C} \!-\!\!-\!\!-\!\!- \text{C} \!-\!\!-\!\!-\!\!- & & \text{COOCH}_3 \\
| & | & |\quad\diagup\text{H} \\
& \text{N}\cdot\text{CH}_3 & \text{C} - \text{OCO}\cdot\text{C}_6\text{H}_5 \\
| & | & | \\
\text{H}_2\text{C} \!-\!\!-\!\!-\!\!- \text{C} \!-\!\!-\!\!-\!\!- & & \text{CH}_2 \\
& \text{H} &
\end{array}$$

Man hat nun die einzelnen chemischen Gruppen, aus denen sich dieses komplizierte Molekül aufbaut, in sehr verschiedener Weise miteinander kombiniert, um zu erkennen, welche von ihnen für die einzelnen physiologischen Wirkungen des Kokains von Bedeutung sind. Als für die lokalanästhesierende Wirkung notwendig nimmt man folgende drei Gruppen an: die basische (NCH_3), die Benzoyl $(\text{O}\cdot\text{COC}_6\text{H}_5)$ und die Ester-Gruppe $(\text{O}\cdot\text{COCH}_3)$. — Von großer praktischer Bedeutung waren besonders die Untersuchungen chemischer Substanzen, die den Benzoylrest enthielten. — Bei den hiernach in großer Zahl vorgenommenen Bestimmungen der lokalanästhesierenden Wirkung hat es sich herausgestellt, daß diese Wirkung unendlich vielen Substanzen eigen ist. Als praktisch brauchbar blieben aber bei genauerer Untersuchung nur wenige übrig. Die Anforderungen, die vom klinischen Standpunkt an ein Kokainersatzmittel gestellt werden müssen, hat H. Braun in folgender Weise formuliert: Das neue Mittel muß selbstverständlich eine starke anästhesierende Kraft besitzen; ferner ist zu verlangen, daß es sehr viel weniger giftig ist als Kokain. Weiterhin darf es auch in stärkeren Konzentrationen die menschlichen Gewebe nicht alterieren, reizen; und schließlich ist es erwünscht, daß es sich mit Nebennierenpräparaten kombinieren lasse, so daß die großen Vorzüge dieser Kombination nicht entbehrt zu werden brauchen.

Von den vielen in den letzten 15 Jahren empfohlenen neuen Lokalanästhetizis haben die wenigsten einer genauen klinischen Prüfung standgehalten. — Im folgenden sind nur die auch gegenwärtig noch gebrauchten angeführt.

1. Holokain.

Holokain ist chemisch salzsaures p. Diäthoxyäthenyldiphenylamidin; es ist nur zu ungefähr 2% in Wasser löslich, die Lösungen sind antiseptisch und nur in Porzellangefäßen gut haltbar. — Die lokalanästhesierende Wirkung ist sehr stark, doch ist das Präparat erheblich giftiger als selbst das Kokain. Es ist deswegen meist nur von Augenärzten angewendet worden, da bei der Einträufelung in den Bindehautsack die Gefahr der Resorption gering ist; auch zu Zahnextraktionen ist es mehrfach angewendet worden und zwar wurde $^1/_2{-}1$ Spritze der 1%igen Lösung injiziert.

2. Akoin.

Akoin (Di-p-anisyl-mono-p-phenetylguanidin) ist in Wasser zu etwa 6% löslich; die Lösungen sind ebenfalls antiseptisch. Es ist das einzige der synthetischen Ersatzmittel, das dem Kokain an anästhesierender Wirkung überlegen ist; die Anästhesie nach Injektion dünner Akoinlösung tritt etwas langsamer ein als bei Kokainlösungen, hält aber länger an. Trotzdem wird es nur wenig mehr benutzt, da es lokal schon in 2%iger Lösung reizt und giftiger als Kokain ist. Zur Gewebsinfiltration nimmt man eine $0{,}1\%$ige Lösung; für Zahnextraktionen ist die $^1/_2\%$ige, eventuell noch mit einem Zusatz von $^1/_2\%$ Kokain, empfohlen worden. Diese Mischung hat den Vorzug, daß der während der Injektion reiner Akoinlösungen auftretende kurzdauernde Schmerz fortfällt. — Als Maximaldosis kann etwa 0,01—0,02 gelten.

3. Eukain-B.

Von größerer praktischer Bedeutung als die beiden genannten
ist das Eukain-B. Es ist das salzsaure Salz des Benzoyl-Vinyl-
Diazetonalkamin, ein weißes Pulver, das in Wasser zu etwas mehr
als 3% löslich und sterilisierbar ist. — Die Allgemeinwirkungen
sind qualitativ denen des Kokains ähnlich; die Giftigkeit ist jedoch ungefähr dreimal geringer. Als Maximaldosis für den erwachsenen Menschen nimmt man daher ca. 0,2 bei nicht zu
starker Konzentration (bis etwa 1%) an.

Die Lösungen haben keine Reizwirkung; daher ruft auch
die Injektion keinen Schmerz hervor; durch Kochen werden sie
nicht zersetzt. — Die anästhesierende Wirkung ist etwas geringer
als die des Kokains, auch nicht von so langer Dauer. Das Eukain
macht eine leichte Hyperämie, hebt jedoch die Wirkung des
Suprarenins nicht auf.

Rezepte.

1. Eukaini-B 0,2   2. Eukaini-B 0,1
   Natr. chlorat. 0,9   Sol. Suprarenini (1:1000,0) gtt. 5
   Solut. Supraren. (1:1000) gtt. X. Aqu. dest. 10,0
   Aqu. dest. 100,0   (1 %ige Lösung.)
   (Zur Infiltrationsanästhesie.)

3. Gelatin. 2,0
   Natr, chlorat. 0,9
   Phenol. krystall. 0,1
   Eukain-B 0,7
   Kokain. hydroch. 0,3
   Aqu. dest, ad 100,0
(Zu Zahnextraktionen; nach Legrand.)

4. Stovain.

Stovain (α-Dimethylamino- β-benzoylpentanolchlorhydrat)
besteht aus weißen, glänzenden Blättchen, die in Wasser sehr
leicht löslich und sterilisierbar sind; sie zersetzen sich erst bei
120°. Die Lösungen reagieren sauer.

Auch bei diesem Präparate sieht man als Allgemeinwirkung
im Tierexperimente Krampfzustände, an die sich eine Lähmung
anschließt. Die Giftigkeit ist ungefähr halb bis ein Drittel so
groß wie die des Kokains; als Maximaldosis für den Menschen
ist 0,15 zu betrachten. Die anästhesierende Wirkung ist recht
gut, erreicht jedoch nicht die des Kokains. Es ruft lokal eine
Hyperämie hervor, so daß es mit Suprarenin schlecht kom-
binierbar ist. Der erheblichste Nachteil bei diesem Präparat ist
aber, daß es lokal stark reizt; stärkere als 1—2%ige Lösungen

können, in die Gewebe injiziert, so heftige Entzündungen hervorrufen, daß es zu oberflächlicher Gangrän kommt. In der Chirurgie wird es besonders zur Medullaranästhesie empfohlen; in der Zahnheilkunde scheint es, wohl wegen der Reizwirkung, wenig benutzt zu werden.

5. Alypin.

Alypin ist chemisch dem Stovain nahe verwandt und ebenfalls leicht im Wasser löslich und destillierbar; die Giftigkeit ist ungefähr die gleiche. Es zeichnet sich vor diesem dadurch aus, daß seine Lösungen neutral reagieren. Es reizt auch nicht so stark wie das Stovain, aber eine Reizwirkung ist, zumal bei Anwendung der mehrprozentigen Lösungen, doch stets vorhanden. Die anästhesierende Wirkung ist gut; das Alypin läßt sich auch gut mit Suprarenin zusammen gebrauchen. Es wird besonders zur Anästhesierung von Schleimhäuten empfohlen; zu Zahnextraktionen wäre die 2%ige Lösung mit Suprareninzusatz zu injizieren.

6. Novokain.

Novokain wird das salzsaure Salz des p-Aminobenzoyldiäthylaminoäthanols genannt. Es ist ein weißes, in Wasser sehr leicht lösliches Pulver, das sterilisierbar ist. — Novokain ist von allen bisher empfohlenen Lokalanästhetizis das am wenigsten giftige; auch der Nachschmerz soll geringer sein, z. B. nach Zahnextraktionen, als nach Kokain; als Maximaldosis für den Menschen gilt 0,5, also eine zehnmal so große wie beim Kokain, doch sind von Chirurgen im Bedarfsfalle schon Mengen von 1 g und mehr während einer Operation eingespritzt worden. Lokal übt es auf die Gefäße keine Einwirkung aus; mit Suprarenin ist es sehr gut zusammen zu brauchen. Die lokalanästhesierende Wirkung ist gut, aber von kurzer Dauer, wenn es nicht mit Suprarenin angewendet wird. Dieser Suprareninzusatz braucht jedoch nur relativ klein zu sein. Die Gewebe werden vom Novokain in keiner Weise alteriert; selbst wenn man es als Pulver auf Wunden streut, werden diese nicht gereizt, — Im allgemeinen wird zu Injektionszwecken von Novokain die doppelt so hohe Konzentration wie vom Kokain verwendet, was bei der geringen Giftigkeit kein Bedenken erregt. — Ebenso kann es bei Zahnschmerzen in Pulverform in den kranken Zahn gebracht werden; von Euler ist das Einstreuen von Novokainpulver zur Beruhigung der Pulpa vor der Arsenikeinlage empfohlen worden.

Rezepte.

1. Novokaini 0,25—0,5
　Natr. chlorat. 0,9
　Sol. Supraren. (1:1000) gtt. X.
　Aqu. dest. 100,0
　(Zur Infiltrationsanästhesie.)

2. Acid. arsenicos.
　Novokaini
　Jodoformi. āā 1,0
　Solut. Chlorphenoli alcohol. 50⁰/o
　　et Glycerini āā q. s. ut fiat
　Pasta. (G. Fischer.)

3. Novokaini 1,0
　Natr. chlorat. 0,45.
　Thymol. 0,033
　Aqu. dest. ster. 50,0
(Zu zahnärztlichen Zwecken; vor dem Gebrauch
auf 1 ccm 1—2 Tropfen Suprareninlösung 1:5000 zuzusetzen;
G. Fischer.)

7. Aneson (Azetonchloroform, Chloreton).

Das Aneson wirkt in Dosen von 1 g beim Menschen schlaf-
erzeugend; ist aber als Schlafmittel kaum in Gebrauch. Lokal
anästhesiert es ziemlich gut, wird aber wenig gebraucht, da es
reizt und in Wasser schlecht löslich ist. Bei Karies der Zähne
wird folgende Lösung empfohlen: Chloretoni 2,0, Camphorae 2,0,
Zimtessenz 0,5, Olei Cajeput 5,0; mit dieser Lösung soll ein
Stückchen Watte getränkt und in die Höhle des Zahnes eingebracht werden.

Die meisten Hydroxybenzole (Phenole) besitzen lokalanästhesierende Wirkung, sind aber praktisch nicht brauchbar, da
sie zu giftig sind und fast alle lokal reizen. Erwähnt seien hier
das Guajakol und das einfachste Phenol, die sogenannte Karbolsäure. Das erstere ist von französischen Zahnärzten mehrfach verwendet, aber, weil zu stark reizend, wieder aufgegeben
worden. Die Karbolsäure besitzt eine sehr energische lokalanästhesierende Wirkung, ätzt aber selbst in relativ dünnen Lösungen so stark und ist so giftig, daß sie zu Injektionszwecken
nicht verwendet werden kann. Dagegen wird das Karbol manchmal noch benutzt, um bei sehr empfindlichen Patienten die
Schleimhautstelle, an der man die Injektionsnadel zum Zwecke
der Lokalanästhesierung einstechen will, zu anästhesieren. Man
befeuchtet diese Stelle mit einigen Tropfen der 5- oder 6⁰/oigen
Lösung, wenn man es nicht vorzieht, auch hierzu das zur Injektion bestimmte Lokalanästhetikum in konzentrierter Lösung
zu verwenden. Ferner wird Karbol als anästhesierender Zusatz
zu Ätzmitteln benutzt.

In Wasser unlösliche Lokalanästhetika.

Hier sind zuerst einige ätherische Öle zu erwähnen, wie Eugenol (Nelkenöl), Ol. menth. piper.; sie werden gesondert bei den Desinfizienzien besprochen werden. — Praktisch wichtig sind einige Präparate geworden, die synthetisch dargestellt werden. Ihr Hauptwert besteht darin, daß es mit ihrer Hilfe möglich ist, durch einmalige Anwendung langdauernde Empfindungslosigkeit zu erzeugen; da sie in wässerigen Flüssigkeiten, also auch in den Gewebsflüssigkeiten, sehr schwer löslich sind, werden sie nicht resorbiert, bleiben an der Anwendungsstelle liegen und wirken so lange Zeit hindurch. Und die Unresorbierbarkeit ist auch der Grund, weshalb sie bei dieser Anwendungsweise fast vollkommen ungiftig sind.

Orthoform.

Orthoform ist chemisch m-Amido-p-Oxybenzoesäuremethlester und stellt ein weißes, in Wasser wenig, in Fetten (Salben) gut lösliches Pulver dar. Es wirkt nur, wenn es direkt mit freiliegenden Nerven in Berührung kommt, z. B. in Wunden; die intakte Schleimhaut vermag es nicht zu durchdringen. Die lokalanästhesierende Wirkung ist sehr stark. Ein Nachteil ist, daß es die Wunden manchmal erheblich reizt; dies ist besonders häufig beobachtet worden, wenn es in Salbenform gebraucht worden war. Die Reizwirkung ist darauf zurückzuführen, daß das Orthoform als ein vom Phenol (Karbol) sich ableitender Körper, gleich diesem Säurecharakter besitzt; eine Aufschwemmung von Orthoform in Wasser verleiht diesem stark saure Reaktion. — Man muß nach dem Aufstreuen mehrere Minuten warten, bis Empfindungslosigkeit eingetreten ist.

Das Isomere dieses Körpers (p-Amido-m-Oxybenzoesäuremethylester) war zuerst mit dem Namen Orthoform belegt worden; es ballte sich aber leicht zusammen. Bei der später eingeführten Substanz ist das nicht der Fall; im Handel ist nur diese letztere (eine Zeitlang Orthoform-neu genannt) zu haben.

Rezepte.

<table>
<tr><td>

1. Orthoform. 10,0
   S. Streupulver
(Zum Bestäuben von Zahnextraktionswunden, Geschwürsflächen im Munde.)

</td><td>

2. Orthoformii 5,0
   Lanolini
   Vaselini āā 25,0
m. f. unguentum (Orthoformsalbe.)

</td></tr>
</table>

Anästhesin.

Ist ebenfalls ein feines, weißes Pulver, das in Wasser sehr schlecht, in Fetten und Ölen gut löslich ist. Die chemische Formel lautet: p-Amidobenzoesäureäthylester. Es anästhesiert die Nervenelemente, mit denen es in direkte Berührung gekommen ist, ebenso prompt wie das Orthoform und hat vor diesem den Vorzug, daß es lokal ganz reizlos ist. Es kann daher, da es bei äußerlicher Anwendung auch ganz ungiftig ist, selbst in größerer Menge und längere Zeit hindurch auf schmerzende Wunden aller Art (Extraktionswunden, Brandwunden, Geschwüre, z. B. bei Stomatitis ulcerosa), ferner vor dem Touchieren kleiner Geschwüre in der Mundhöhle aufgestreut werden. — Auch innerlich wird es bei verschiedenen schmerzhaften Magenaffektionen gegeben.

Rezepte.

1. Anaesthesini 10,0	2. Acid. arsenicos. 4,0
S. Streupulver	Anaesthesini 2,0
(Zum Aufstäuben auf Wundflächen.)	Ol. caryophyllor. 1,0
	Kreosot. q. s. ut fiat pasta
	(Arsenikpaste nach Kobert.)

In neuerer Zeit sind zwei höhere Homologe des Anästhesins für die gleichen Indikationen empfohlen worden: Propäsin (Isopropylester) und Cycloform (Isobutylester der Aminobenzoesäure); größere praktische Verbreitung scheint keiner der beiden gefunden zu haben.

Orthoform und Anästhesin haben chemisch den Charakter von schwachen organischen Basen und verbinden sich daher leicht mit Säuren zu Salzen, die gut wasserlöslich sind und fast alle auch gut lokal anästhesieren. Doch hat keines von diesen Salzen, von denen das salzsaure Orthoform, das salzsaure Anästhesin und das Subkutin (paraphenolsulfosaures Anästhesin) zu nennen sind, einen größeren praktischen Wert erlangt, da sie sämtlich sauer reagieren und deshalb die Gewebe reizen. — In diese Reihe gehört auch das Nirvanin, das salzsaure Salz des Diäthylglykokollorthoforms; seine Lösungen reagieren zwar neutral, reizen aber doch noch; auch ist ihr Anästhesierungsvermögen im Verhältnis zur Giftigkeit zu klein.

Lokalanästhesierung durch Kälte.

Daß durch die Einwirkung intensiver Kälte auf nicht genügend geschützte Gewebe Gefühllosigkeit eintreten kann, ist allgemein bekannt. Gelegentlich wurde die so erzeugte Anästhesie auch schon in früheren Zeiten zur Vornahme von größeren Operationen benutzt. So hat Larrey, der Leibarzt Napoleons I., nach der Schlacht bei Eylau schmerzlos selbst Oberschenkel bei der damals herrschenden Kälte amputieren können. Systematisch wurde die lokale Durchfrierung zuerst von Arnott zur Lokalanästhesierung empfohlen; er benutzte eine Eis-Kochsalzmischung, die in Gazebeutel gefüllt auf die betreffende Stelle aufgebracht wurde. Recht brauchbar war eine solche Methode natürlich nicht; die Kälte wurde erst benutzbar, als Richardson seinen Ätherzerstäubungs-Apparat bekannt gab. Durch diesen wird Äther in sehr fein verteiltem Zustande auf die Operationsstelle aufgebracht, verdunstet infolgedessen sehr schnell und entzieht dadurch den Geweben soviel Wärme, daß sie unter 0° abgekühlt werden; hierbei gefrieren alle Gewebe, also auch die die Nerven durchtränkenden Flüssigkeiten und dadurch wird die Leitung im Nerven unterbrochen. Man kann mittels Kälte aber im wesentlichen nur Oberflächen (Haut, Schleimhäute) anästhesieren. — Die Flüssigkeiten, deren man sich jetzt noch bedient, sind folgende.

Äther.

Die Durchfrierung, und damit der Eintritt der Anästhesie, erfolgt bei Anwendung des Äthersprays relativ langsam. Die Ausflußöffnung des Apparats soll nicht zu weit von der Haut entfernt sein; die Haut wird zuerst meist rot und dann hart und weiß; damit ist völlige Anästhesie eingetreten. Es soll möglichst reiner, wasserfreier Äther (Äther pro narcosi) gebraucht werden. — Nachträgliche Gewebsschädigungen (Gangrän) sind bei Anwendung von Äther kaum zu befürchten. — Operationen bei offenem Licht sind nicht unter Ätherspray zu machen, da die Ätherdämpfe leicht explosibel sind. Zu Zahnextraktionen wird der Ätherspray kaum mehr verwendet.

Bromäthyl ist ebenfalls mit Hilfe des Richardsonschen Zerstäubers zur Erzeugung von Lokalanästhesie benutzt worden.

Äthylchlorid (Chloräthyl, Kelen).

Äthylchlorid (C_2H_5Cl) ist eine farblose Flüssigkeit, die schon bei 11° siedet, bei Zimmertemperatur also schon ein Gas ist, wenn sie nicht unter höherem Druck gehalten wird. Das Äthylchlorid kommt daher nur in festverschraubten, starken, gläsernen oder metallenen Fläschchen in den Handel (Chloräthyl Henning

u. a.). Wird der Verschluß gelockert oder geöffnet, so wird durch den in der Flasche herrschenden Druck, besonders wenn man die Flasche mit der Hand anwärmt, das Chloräthyl herausgetrieben und verstäubt. Es verdunstet außerordentlich schnell und erzeugt dadurch eine sehr starke und sofort auftretende Durchfrierung. Die Ausflußöffnung des Behälters soll etwa 30—40 cm weit von der Operationsstelle gehalten werden. Zu Zahnextraktionen wird als Hilfsapparat der sogenannte Gabelvereiser auf den Behälter aufgeschraubt, und so das Zahnfleisch auf beiden Seiten des Zahnes zu gleicher Zeit zum Gefrieren gebracht.

Methylchlorid (Chlormethyl).

Methylchlorid (CH_3Cl) ist eine Flüssigkeit von noch viel niedrigerem Siedepunkt; sie verflüchtigt sich schon bei — 23⁰ und muß daher in festen eisernen Behältern aufbewahrt werden. Das Chlormethyl verursacht eine sehr schnelle und intensive Durchfrierung der Haut, so daß bei einigermaßen längerer Einwirkungsdauer Gangrän zurückbleiben kann. Es wird deshalb allein kaum angewendet, sondern fast nur in Mischungen mit Chloräthyl, die in verschiedenen Verhältnissen in den Handel gebracht werden. So ist das Coryl eine Mischung von Chlormethyl und Chloraethyl zu gleichen Teilen, mit dem Siedepunkt = 0⁰; mehr Chloräthyl als Chlormethyl enthalten Anéstyle (Bengué) und Anästol (Speyer); Methäthyl (Henning) besteht aus Chloräthyl, Chlormethyl und Chloroform.

Die Kälte wird nicht nur für sich, sondern auch als Hilfsmittel bei der Lokalanästhesie angewendet, um die Intensität und die Dauer der durch irgendeines der obengenannten chemischen Mittel erzeugten lokalen Anästhesie zu vergrößern. Wird beispielsweise in Chloräthyl gelöstes (basisches) Kokain auf eine Schleimhaut (durch die Haut dringt das Kokain nicht schnell genug) appliziert, so ist die Anästhesie von sehr langer Dauer. Das gleiche erreicht man in allen Geweben, wenn man eine Stelle mit einem Spray zum Gefrieren bringt und in sie sofort eine Lösung eines Lokalanästhetikums injiziert, oder wenn man umgekehrt erst die Lösung injiziert und dann sofort an der Injektionsstelle Kälte erzeugt. Durch die Abkühlung wird, in gleicher Weise wie durch Anämie, die Resorption des eingespritzten Mittels verzögert oder zeitweise ganz verhindert; daher die intensivere Wirkung und deren längere Dauer. Auch die Giftigkeit bestimmter Mengen wird in derselben Weise verringert.

Suprarenin.

(Aus den Nebennieren gewonnene Präparate.)

Trotzdem das Suprarenin keine erhebliche lokalanästhesierende Wirkung besitzt, sei es hier angeführt, da es fast ausschließlich zur Unterstützung der Lokalanästhesie verwendet wird.

Wenn im folgenden das Suprarenin, das Nebennierenpräparat der Höchster Farbwerke besprochen wird, so sei vorausgeschickt, daß all das Gesagte auch von den Präparaten anderer Provenienz gilt (Adrenalin, Renoform, Paranephrin, Epirenan usw.); die Präparate, soweit sie gut hergestellt sind, haben alle gleiche Wirkung.

Im Jahre 1894 wurde erkannt, daß das Extrakt aus den Nebennieren den allgemeinen Blutdruck sehr erheblich in die Höhe treibt, wenn es einem Tiere in die Blutbahn gebracht wurde; sehr bald wurde auch erforscht, daß diese Wirkung hauptsächlich durch eine Beeinflussung der kleinen, peripheren Gefäße zustande gebracht werde; diese ziehen sich kräftig zusammen. Auch, daß lokal aufgebrachtes Extrakt in gleicher Weise wirkt, wurde bald ermittelt. Mehrere Jahre wurden nun auf verschiedene Weise bereitete Extrakte therapeutisch verwertet, wiesen jedoch viele Übelstände auf. Erst als es gelungen war, das wirksame Prinzip rein zu erhalten, es zu isolieren, hat das Mittel sich sein heutiges, weites Anwendungsgebiet erobern können. — Der deutschen chemischen Industrie ist es gelungen, den Körper synthetisch darzustellen (Stolz); das mit dem Namen Suprarenin bezeichnete Präparat stellt das Produkt dieser Synthese dar. Chemisch ist es Methylaminoäthanolbrenzkatechin ($[OH]_2 C_6 H_3 CHOH \cdot CH_2 NHCH_3$), die Maximaldosis ist 0,001 pro dosi!

Das Suprarenin ist einer der wirksamsten aller bisher bekannten chemischen Körper; selbst von einer Lösung 1:20 Millionen kann man noch pharmakodynamische Wirkungen sehen. Dementsprechend ist auch seine Giftigkeit für den Menschen relativ groß; 1 mg gilt als die höchste Menge, die auf einmal eingespritzt werden darf. Selbst diese Dosis rief schon gelegentlich, wenn sie nicht in starker Verdünnung beigebracht worden war, ziemlich schwere Vergiftungserscheinungen (Herzbeklemmung, Atemnot) hervor. — Das Suprarenin bringt außer der Blutdrucksteigerung eine Steigerung der Herztätigkeit und eine Pulsverlangsamung zuwege; bei großen Dosen sieht man im Tierexperiment vorübergehenden Atmungsstillstand. Außerdem wirkt es noch auf einzelne Drüsen (Speicheldrüsen, Nieren) tätigkeitssteigernd ein und erzeugt auch Glukosurie. — Außer den erwähnten Symptomen der akuten Vergiftung sieht man bei Tieren, denen Suprarenin in nicht zu kleinen Mengen und einige Zeit hindurch beigebracht worden war, schwere Veränderungen am Gefäßsystem (Arterienverkalkung) entstehen; bei Menschen ist noch nichts Derartiges beobachtet worden; doch ist es sicherlich zu vermeiden, das Mittel längere Zeit hindurch zu geben.

Abgesehen von Versuchen, das Suprarenin innerlich bei einigen Krankheiten zu geben, die man mit Affektionen der Nebennieren in Beziehung bringt, wird es zur Blutstillung, als Mittel zur Besserung des Kreislaufs und hauptsächlich zur Unterstützung der Lokalanästhesie gebraucht. In zweiter Beziehung ist hier zu erwähnen, daß, wie experimentell nachgewiesen, das durch Chloroform stillgestellte Herz durch Suprarenin wieder belebt werden kann. Ebenso vermag es die z. B. durch Toxine oder Chloralhydrat gelähmten peripheren Gefäße zur Kontraktion zu bringen und dadurch die fast erloschene Zirkulation wenigstens temporär wieder zu beleben. Hierzu muß man es intravenös injizieren. — Auch gegen einige Formen von Asthma hat es sich, subkutan beigebracht, gut bewährt. — In der Lokalanästhesie hat das Suprarenin sein Hauptanwendungsgebiet gefunden, trotzdem es für sich allein nur eine unbedeutende anästhesierende Potenz besitzt; es wirkt als Zusatz zu Lösungen von Lokalanästhetizis, indem es deren Anästhesierungskraft in bezug auf Intensität und Dauer erhöht. Wie groß der Zusatz von Suprarenin sein muß, ist noch nicht überall mit Sicherheit zu sagen. Es ist wahrscheinlich, daß jetzt meist zuviel Suprarenin gegeben wird. Besonders in der Zahnheilkunde wird noch darüber gestritten, ob als Zusatz zu beispielsweise der $2^0/_0$igen Novokainlösung auf je 1 ccm ein Tropfen der Stammlösung des Suprarenins (1:1000) oder eine starke Verdünnung dieser zu nehmen sei. Von der stärkeren Lösung wird gefürchtet, daß sie durch die von ihr erzeugte langdauernde Anämie die Pulpen der dem kranken benachbarten Zähne zum Absterben bringen könne: nach experimentellen Untersuchungen (H. Euler) scheint jedoch diese Gefahr, wenigstens für gesunde Zähne, nur eine geringe zu sein. — Von der gefäßverengernden Wirkung macht man zur Hebung des gesunkenen allgemeinen Blutdrucks (intravenöse oder subkutane Injektion) und lokal zur Stillung von starken, flächenhaften Blutungen Gebrauch.

Suprarenin ist ein grauweißes, mikrokristallinisches Pulver, das im Wasser schwer, in verdünnten Säuren leicht löslich ist. Im Handel ist von allen oben genannten Nebennierenpräparaten die $1^0/_{00}$ige Lösung zu haben, die zum Gebrauch entsprechend verdünnt wird.

II. Inhalationsanästhetika.

Die Inhalationsanästhesie, die Erzeugung von Empfindungslosigkeit mit Hilfe von Dämpfen flüchtiger, allgemein betäubend wirkender Substanzen, hat durch die moderne Ausgestaltung der Lokalanästhesie einen großen Teil ihres Anwendungsgebietes verloren, ist aber doch nicht nur für sehr ausgedehnte operative Eingriffe, sondern in vielen Fällen auch bei kleinen Operationen noch unentbehrlich. Beispielsweise ist eine Lokalanästhesierung bei kleineren Kindern und manchmal auch bei sehr aufgeregten Erwachsenen ganz zwecklos, da dann die Angst vor der Operation stärker empfunden wird, als der eigentliche Operationsschmerz. Hier ist nur die Inhalationsnarkose angebracht, da sie auch das Bewußtsein aufhebt. Ferner macht häufig die Örtlichkeit, an der operiert werden soll, eine lokale Betäubung unmöglich.

Der Weg, auf dem die eingeatmeten narkotisch wirkenden Substanzen zum Orte ihrer hauptsächlichen Wirkung, dem Gehirne, gelangen, ist bereits oben (s. Einleitung) beschrieben worden. Auf dem Wege dahin kommt das Anästhetikum selbstverständlich auch zu allen anderen Organen und wird sicherlich auch von ihnen aufgenommen. Der Grund, warum wir trotzdem nur an den nervösen Zentralorganen eine typische Beeinflussung erkennen, ist ein zwiefacher: es läßt sich annehmen, daß in den Zentren, wohl wegen ihres Reichtums an Lipoiden, das Mittel sich in überwiegender Menge ansammelt und wirksam wird. Ferner aber, und das ist das Ausschlaggebende, beeinflussen die narkotischen Substanzen die nervösen Zellen in spezifischer Weise, sie lähmen diese Zellen schon in einer Konzentration, die auf die Zellen anderer Organe noch ganz wirkungslos ist. Daß aber auch die letzteren nicht vollständig unbetroffen bleiben, kann man daraus schließen, daß einzelne Inhalationsanästhetika, z. B. das Chloroform, unter gewissen Umständen an ihnen erkennbare pathologische Veränderungen hervorzurufen vermögen. — Auch die nervösen Zellen werden nicht alle gleichartig beeinflußt. Zuerst leiden die Elemente des Großhirns in ihrer Funktion, das Bewußtsein erlischt. Doch trotzdem damit natürlich auch jede Schmerzempfindung unmöglich gemacht ist, reicht dieses Stadium der Narkose meist noch nicht aus. Für alle größeren Operationen ist es vielmehr nötig, daß auch die Reflexe ausgeschaltet sind; denn diese, die sogenannten unwillkürlichen Bewegungen, die durch jeden äußeren Reiz ohne Mittätigkeit des Gehirns ausgelöst werden, bestehen noch fort und würden sich als Abwehrbewegungen störend bemerkbar machen. Wird nun aber mehr von dem Betäubungsmittel gegeben, so werden auch die im wesentlichen im Rückenmark lokalisierten Reflexorgane ergriffen, und dann erst liegt der Kranke ruhig. Bei richtig geleiteter Narkose ist es, wenn nicht schwere Organerkrankungen vorliegen, fast stets möglich, diesen Zustand hervorzurufen, ohne daß diejenigen Gebiete des Zentralnervensystems stark beeinträchtigt werden, von denen die unmittelbar lebenswichtigen Funktionen abhängig sind: es ist das der Bereich der Medulla oblongata mit den Zentren für Atmung und Zirkulation. Ganz ohne Wirkung auf diese ist das Inhalationsanästhetikum allerdings nicht, auch wenn es nur in eben ausreichender Menge appliziert wird, aber diese Wirkung ist dann nur gering und nicht bedrohlich. Sie wird es erst, wenn zuviel von dem Narkotikum in kurzer Zeit eingebracht wird; dann kommt es häufig und zwar meist ganz plötzlich zu Atmungs- und Zirkulationslähmung. — Die Reihenfolge, in der, wie eben ausgeführt, die einzelnen Nervengebiete ergriffen werden, ist bei allen gebräuchlichen Inhalationsanästhetizis die gleiche, nicht gleich ist aber die Schnelligkeit, mit der dieses Aufeinanderfolgen sich abspielt, oder was dasselbe bedeutet, die Mengen, bei denen die einzelnen Gebiete gelähmt werden, sind auch relativ sehr verschieden. Es ist klar, daß bei sonst gleicher Wirkung dasjenige Mittel das beste ist, von dem schon eine geringe Menge zur Betäubung des Gehirns und der Reflexzentren hinreicht, das aber erst spät die wichtigsten vegetativen Funktionen (Respiration und Zirkulation) schwerer affiziert.

Chloroform.

Chloroform, chemisch $CHCl_3$, wurde im Jahre 1831 fast zu gleicher Zeit von Liebig und Soubeyran entdeckt; als Inhalationsanästhetikum empfahl es zuerst Simpson 1847.

Chloroform ist in reinem Zustande eine klare, farblose, leicht flüchtige Flüssigkeit von eigentümlich scharfem Geruche und süßlichem, den meisten Menschen widerlichem Geschmack; in Wasser ist es ziemlich schlecht, in Alkohol, Äther und Ölen gut löslich. Sein spezifisches Gewicht ist bei 15° 1,484—1,489; es siedet zwischen 60° und 62°, wenn es, wie bei uns vorgeschrieben, einen geringen Zusatz von Alkohol (zu besserer Konservierung) enthält. Ganz reines Chloroform zersetzt sich nämlich leicht unter der Einwirkung des Tageslichtes. Ferner ist wichtig, daß Chloroform sich auch am Gaslicht zersetzt; die dabei entstehende Salzsäure belästigt Arzt und Patienten in gleicher Weise.

Die pharmakodynamischen Wirkungen des Chloroforms sind folgende. Abgesehen von der allgemein betäubenden Eigenschaft, beeinflußt es vor allem die Zirkulation in sehr ausgesprochenem Maße. Im Tierexperiment kann man zeigen, daß sowohl die Herzkraft selbst, als auch der Tonus in den peripheren Blutgefäßen, deren Spannung, abnimmt, wenn man Chloroform inhalieren läßt; durch beide Faktoren wird eine Erniedrigung des allgemeinen Blutdruckes verursacht; und, wie die klinische Beobachtung erwies, gilt das gleiche auch für den Menschen. Bei genauerer Untersuchung hat man nun erkannt, daß nach vorsichtiger Zuführung von Chloroform fast nur der zweitgenannte Faktor beeinflußt wird, während das Herz selbst so gut wie gar nicht leidet, und da es nichts ausmacht, wenn für die relativ kurze Zeit einer Operation die Gefäßspannung vermindert ist, so ist die starke Blutdrucksenkung an sich als nicht so gefährlich anzusehen, wofern nur, wie gesagt, das Herz selbst nicht schwer geschädigt wird. Das letztere geschieht fast ausschließlich nur, wenn zuviel Chloroform auf einmal inhaliert wird. Es kommt infolgedessen weniger darauf an, wieviel Chloroform im ganzen bei einer Narkose verbraucht wird, als darauf, daß der Gehalt, die Konzentration der Einatmungsluft an Chloroformdämpfen, ein bestimmtes Maß nicht überschreite; sonst erlahmt das Herz. Und ebenso ist es mit der Wirkung auf die Atmung; bei vorsichtiger Darreichung sieht man nur ein Seltener- und Flacherwerden der Atmung; bei hohem Chloroformgehalt der Inspirationsluft kann sie dagegen sehr schnell stocken. — Durch genaue Messungen ist nun festgestellt worden, daß die Inspirationsluft ungefähr ein Volumprozent Chloroformdampf (d. i. etwa $^1/_{20}$ der Sättigung) enthalten muß, wenn man eine tiefe Narkose erzeugen will; und dieser Gehalt darf bei Chloroform nicht viel überschritten werden, will man sich nicht der Gefahr des Respirations- resp. Zirkulationsstillstandes aussetzen, ca. 2 °/o sind bereits gefährlich. Am besten wird dieser Forderung nach einer exakten Dosierung der Chloroformdämpfe durch die neueren Narkotisierungsapparate (z. B. den Roth-Drägerschen) entsprochen, die meist auch noch den Vorzug haben, daß sich in ihnen die Chloroformdämpfe mit reinem Sauerstoff mischen. Hat man keinen derartigen Apparat zur Verfügung, so ist streng darauf zu achten, daß das Chloroform nur tropfenweise auf die verwendete Maske aufgegossen wird; die Zahl der Tropfen soll zu Anfang der Narkose nur etwa 15—20 in der Minute betragen; ist hierbei tiefe Betäubung eingetreten, so braucht man zur Fortführung noch weniger.

Der Gang einer richtig ausgeführten Chloroformnarkose, die stets am liegenden Patienten vorgenommen werden soll, ist im allgemeinen folgender: Da die Chloroformdämpfe die Schleimhäute reizen, so empfinden die Patienten zuerst häufig ein Brennen im Auge und ein kratzendes Gefühl im Mund und Rachen — Sensationen, die bald vorübergehen. Dann werden, als erstes Zeichen der eingetretenen Gefäßerweiterung, Gesicht und Hals rot; etwas später tritt das sogenannte Exzitationsstadium ein: die Patienten zeigen Unruhe, Erregung, die bei den einzelnen sich sehr verschieden äußert; Kinder und Frauen haben meist nur leichte, vorübergehende Delirien, während Männer, besonders Alkoholisten, manchmal den schwersten Aufregungszuständen, förmlichen Tobsuchtsanfällen, verfallen. Durch weitere Chloroformzufuhr wird diese Erregung gewöhnlich ziemlich schnell beseitigt; jetzt fängt die Frequenz des Pulses, die anfangs etwas vergrößert war, an, sich zu vermindern, auch die Atmung wird seltener, die Haut blasser. In diesem Stadium ist das Bewußtsein schon vollkommen erloschen. Gibt man nun noch mehr Chloroform, so erlahmen auch die Reflexe, was man an dem Ausbleiben des bei Berührung des Auges erfolgenden Lidschlusses (Kornealreflex) erkennt, die Muskeln sind weich; die Pupille ist eng. Die Körpertemperatur sinkt, der Patient ist daher warm einzuhüllen. — Von diesem typischen Bilde kommen oft Abweichungen vor. Sehr häufig tritt zu Anfang, seltener während der Narkose, Erbrechen auf; es ist gewöhnlich durch weitere Zufuhr von Chloroform bald zu beseitigen, nur ist darauf zu achten, daß das Erbrochene nicht in die Luftwege gelange; der Mund ist gut zu reinigen. — Bei tiefer Narkose droht die Gefahr, daß die gelähmte Zunge nach hinten sinke und durch Verlegung des Kehlkopfeinganges zu Erstickung führe; dem läßt sich leicht dadurch vorbeugen, daß der Narkotiseur mit dem Daumen der einen Hand den Unterkieferast unter dem Ohr nach vorn drückt. (Neuerdings wird empfohlen, die Narkose bei starker Seitwärtsdrehung des Kopfes zu machen; dadurch wird der Zungengrund nach vorn geschoben.) Ebenso kann Erstickung bei normalem Verlauf der Narkose vorkommen, wenn ein künstliches Gebiß während der Narkose nach hinten rutscht; es sind deshalb vor jeder Narkose ein etwa vorhandenes solches Gebiß oder einzelne Zahnersatzstücke zu entfernen.

Von den üblen Zufällen, die sich während einer Narkose ereignen können, sind die wichtigsten die Störungen der Respiration und Zirkulation. Auch ohne daß ein mechanisches Hindernis für den Lufteintritt vorliegt, hört manchmal die Atmung

plötzlich auf, das Gesicht wird blaß und dabei bläulich (zyanotisch); der Herzschlag ist noch fühlbar. Hier wirkt die künstliche Atmung fast stets lebensrettend; wenn man sie eine Weile
lang fortgesetzt hat, fängt der Patient wieder an, spontan zu
atmen. — Auch wenn die Atmung infolge eines mechanischen
Hindernisses aufgehört hatte, genügt es nicht, dieses Hindernis
zu beseitigen (Vorziehen der zurückgefallenen Zunge, Entfernung
der auf dem Kehlkopf liegenden Speisereste oder künstlichen
Zähne usw., eventl. Tracheotomie), sondern es muß noch nach-
her ebenfalls eine Weile künstlich geatmet werden.

Gefährlicher sind die Störungen der Zirkulation. Nicht
selten sind Todesfälle durch Herzstillstand schon beim Beginn
der Narkose beobachtet worden. Die für diesen schnellen Todes-
eintritt gegebene Erklärung, daß es sich um besonders ängstliche oder irgendwie geschwächte Personen gehandelt habe, trifft
für manche Fälle zu; oft dürfte aber wohl durch zu große anfängliche Zufuhr von Chloroform, zu der man sich leicht ver-
leiten lassen kann, eine plötzliche Überladung des linken Herzens,
das ja von den Lungen aus alles eingeatmete Chloroform zuerst
erhält, und dadurch dessen Lähmung zustande gekommen sein.
— Häufiger ist die Herzlähmung während des Verlaufs der Narkose: das Gesicht des Narkotisierten wird plötzlich ganz intensiv
blaß, die Pupillen werden ganz weit, der Unterkiefer fällt herab
und zugleich hören Herzschlag, Puls und meist auch die Atem-
bewegungen auf. Außer der künstlichen Atmung, die sofort eingeleitet werden muß, ist hier noch Herzmassage anzuwenden:
die Hand wird flach auf die Herzgegend gelegt und führt dann
rhythmisch schnelle Stöße aus. Sodann ist die intravenöse Injektion von Suprarenin (s. d.), die intravenöse Infusion großer
Mengen (1—2 Liter) körperwarmer physiologischer ·Kochsalz-
lösung (zur Not kann diese improvisiert werden: 1 Eßlöffel voll
Kochsalz auf etwa 1^1/$_2$ Liter Wasser) oft von großem Nutzen
gewesen; auch Injektion von Strychnin kann als Gegenmittel
versucht werden.

Relativ oft beobachtet man nach Chloroformnarkosen, besonders wenn sie lange ausgedehnt worden waren, gewisse Nach-
krankheiten; hervorzuheben ist von diesen die Affektion der
Nieren, die sich in zirka 1/3 der Narkosen durch Eiweißaus-
scheidung kundgeben soll. — Erbrechen tritt ebenfalls auch nach
der Narkose noch häufig auf. Es wird deshalb von den meisten
Autoren empfohlen, nur bei nüchternem Magen zu narkotisieren,
da dann das Erbrechen sowohl während als nach der Narkose
seltener und milder sein soll.

Die Frage, welche Patienten nicht chloroformiert werden dürfen, ist bis jetzt wohl nicht einhellig beantwortet worden. Zu vermeiden ist das Chloroform jedenfalls bei schweren Herz- und Nierenleiden, wie überhaupt bei körperlich stark geschwächten Menschen. Zuckerkranke (Diabetiker) sollen überhaupt keiner Allgemeinnarkose unterworfen werden, vielleicht mit Ausnahme des Bromäthyls. Frauen und Kinder vertragen Chloroform meist sehr gut. — Es soll stets nur ganz reines Chloroform verwendet werden; zersetztes ist gefährlich.

Von den anderen pharmakodynamischen Eigenschaften des Chloroforms ist zu erwähnen, daß es, mit Blut in direkte Berührung gebracht, darin die roten Blutkörperchen zerstört. Auf die Haut aufgeträufelt, verfärbt es sie blaß und verursacht eine gewisse Reizung. Von dieser letzteren Wirkung wird noch hin und wieder Gebrauch gemacht, indem man das Chloroform (als „schmerzableitendes" Mittel) Salben zusetzt oder es in Öl gelöst einreiben läßt; bei Gesichtsneuralgien wird beispielsweise folgendes Rezept empfohlen: Rp. Chloroformii, Ol. Hyoscyami $\overline{a}\overline{a}$ 15. S. Äußerlich zum Einreiben. In der Zahnheilkunde wurde Chloroform früher auch örtlich angewendet. Innerlich wird das Chloroform nicht mehr verwendet.

Ein chemisches Analogon des Chloroforms ist das Bromoform, das auch ähnlich narkotisch wirkt, als Inhalationsanästhetikum aber, seines hohen Siedepunktes wegen, nicht brauchbar ist. — Es wird, wenn überhaupt, nur gegen Keuchhusten verwendet. Maximaldosis 0,5 pro dosi! 1,5 pro die!

Äther.

Äther (auch fälschlich Schwefeläther genannt) $C_2H_5OC_2H_5$ ist eine klare farblose, eigentümlich scharf riechende, leicht flüchtige Flüssigkeit, die bei 35° siedet und ein spezifisches Gewicht von 0,72 hat; zur Inhalationsnarkose ist stets der „Aether pro narcosi" zu verordnen. — Der Äther wurde zuerst im Jahre 1846 in Boston von dem Zahnarzte Morton verwendet, um schmerzlos einen Zahn ziehen zu können, und bald allgemein auch bei großen Operationen angewendet. Später wurde er größtenteils durch das Chloroform verdrängt, wird jedoch in neuerer Zeit wieder von vielen Chirurgen bevorzugt.

Der wesentlichste Nachteil, den der Äther dem Chloroform gegenüber aufweist, ist der, daß der Eintritt der tiefen Narkose bei seiner Anwendung verzögert, das Exzitationsstadium verlängert ist. Es liegt dies daran, daß der Siedepunkt des Äthers, d. h. die Temperatur, bei der er in Dampf übergeht, unter der normalen Körpertemperatur des Menschen (ca. 37°) liegt; infolgedessen wird er schnell ausgeatmet. Ferner reizen konzentriertere Ätherdämpfe die Schleimhäute der Respirationsorgane und verursachen hier eine reichliche Schleimsekretion. Eine Unbequemlichkeit bietet die Ätheranwendung auch insofern, als die Ätherdämpfe explosibel sind; doch ist die Gefahr einer Explosion nicht sehr erheblich, wenn man nicht mit einem brennenden Gegenstand (z. B. dem Thermokauter) in die Nähe der Äthermaske kommt, da die Ätherdämpfe schwerer als Luft sind und zu Boden sinken. — Den genannten Nachteilen stehen aber sehr erhebliche Vorzüge gegenüber. Prinzipiell ist wohl die pharmakodynamische Wirkung des eingeatmeten Äthers die gleiche wie die des Chloroforms; es vermag ebenfalls bei unvorsichtiger Darreichung Atmungsstillstand hervorzurufen. Doch während beim Chloroform schon ein geringes Überschreiten der zur Narkose erforderlichen Menge gefährlich ist, unter Umständen den Tod verursachen kann, ist das beim Äther meist unbedenklich, vor allem ist die schwere Schädigung der Zirkulation nie bemerkt worden. In messenden Versuchen an Menschen hat man feststellen können, daß der Blutdruck selbst in langdauernden Narkosen nicht merklich zu sinken braucht.

Der Gang der Narkose ist beim Äther ungefähr derselbe, wie er für das Chloroform geschildert worden ist. Um ein schnelleres Eintreten der Betäubung zu erzielen, sind früher meist Masken, wie die Julliardsche, in Gebrauch gewesen, die aus wenig durchlässigem Stoffe bestehen und in die man zu Anfang etwa 20 g Äther hineingießt; dann wird die Maske ziemlich fest auf das Gesicht aufgesetzt. Neuerdings wird aber auch der Äther in genau der gleichen Weise wie das Chloroform (in Tropfenform und auf freie Maske) angewendet. Wenn auch dieses Verfahren für größere Operationen manchmal versagen soll, so daß man noch eine geringe Menge Chloroform dazu nehmen muß, so reicht es doch für kurzdauernde Eingriffe (z. B. viele zahnärztliche Operationen) sicherlich aus, ja hierfür kommt man meist mit dem ersten Stadium der Tropfnarkose, dem sogen. Ätherrausch, aus. — Als Kontraindikation gegen die Äthernarkose gelten hauptsächlich schwerere Affektionen der Lungen.

Von den sonstigen Anwendungsweisen des Äthers ist die zur Erzeugung von Lokalanästhesie mit Hilfe des Ätherspray's oben erwähnt. — Innerlich wird er in Form des Spiritus aethereus

(Hoffmann's Tropfen, 1 Teil Äther auf 3 Teile Alkohol) gegen plötzliche Schwächezustände zu 15—30 Tropfen auf einmal gegeben; bei schweren Kollapszuständen auch subkutan, $^1/_2$—1,0 g, meist mit Kampher zusammen; die Injektion ist schmerzhaft.

Bromäthyl.

Das Bromäthyl (Äthylbromid, Aether bromatus) C_2H_5Br ist eine farblose, leicht flüchtige Flüssigkeit vom spezifischen Gewicht $= 1,45$ und Siedepunkt von 38—40°; es wird durch Licht leicht zersetzt und muß daher in dunklen Flaschen aufbewahrt werden.

Die Bromäthylnarkose wird gegenwärtig nur noch für nicht lange dauernde Operationen verwendet (Zahnextraktionen u. dgl.), da es bei tiefer Narkose sehr leicht zu Atemstillstand kommt; bei diesen ist es sicherlich das, abgesehen von dem Lachgas, unschädlichste aller allgemein betäubenden Mittel, das sogar bei Zuckerkranken mehrfach ohne Schaden benutzt worden ist (Partsch).

Zur Anwendung muß man sich einer undurchlässigen Maske bedienen. Früher goß man die ganze voraussichtlich nötige Menge (ca. 15 g bei einem Erwachsenen) auf einmal in die Maske und hielt sie dem Patienten vor. Nach etwa 15—20 Sekunden ist dann die Betäubung so weit vorgeschritten, daß kein Schmerz mehr gefühlt wird; das Bewußtsein ist nicht ganz erloschen. Wenn nun auch die bei dieser Methode notwendig eintretende hohe Konzentration von narkotischen Dämpfen in der Atmungsluft meist ohne schädliche Folgen vertragen worden ist, so sind doch einige Todesfälle vorgekommen. Es ist daher auch das Bromäthyl nur tropfenweise zu geben; man erreicht dann den Zweck, ohne den Patienten zu gefährden (Partsch). Das Erwachen aus der Narkose erfolgt rasch, sobald die Zufuhr des Narkotikums abgebrochen worden ist; Nachwirkungen werden nur selten gespürt. Manchmal hat die Exspirationsluft einen knoblauchartigen Geruch. — Zu beachten ist, daß einzelne Patienten, besonders weibliche, während der Narkose erotische Träume haben, von denen sie eine lebhafte Erinnerung ins Wachen mit hinübernehmen; schon mehrfach sind deshalb Zahnärzte fälschlichen Beschuldigungen ausgesetzt gewesen.

Einige Male ist das Äthylbromid (C_2H_5Br) mit dem sehr giftigen Äthylenbromid ($C_2H_4Br_2$) verwechselt worden; die Verwechselung hat Anlaß zu Todesfällen gegeben.

Chloräthyl, Äthylchlorid.

Dieses bereits oben (unter den Lokalanästhetizis) beschriebene Präparat ist schon 1847 zur Allgemeinbetäubung empfohlen worden, wurde aber wegen vieler übler Zufälle wieder verlassen. In neuerer Zeit, wo es leicht in ganz reinem Zustande zu haben ist, wurde es wieder als ganz besonders für Zahnoperationen wegen seiner Ungiftigkeit und bequemen Handhabung geeignet sehr empfohlen (Seitz). Und in der Tat besitzt es in letzterer Hinsicht große Vorzüge: sein Geruch ist nicht unangenehm, es reizt die Lungen nicht; die Analgesie tritt schnell ein, meist bleibt die Qualität des Pulses ungeändert; auch das Erwachen aus der Narkose erfolgt schnell und die Patienten verspüren keine Nachwehen. Früher wurde das Chloräthyl als nur für kurzdauernde Operationen geeignet angesehen; für größere sollte es wenig brauchbar und gefährlich sein. Die Erfahrung im Kriege hat jedoch gezeigt, daß dem nicht so ist und daß man in richtiger Dosierung auch große Operationen mit Hilfe dieser Narkose vornehmen kann. Vor Beginn ist der Patient darauf aufmerksam zu machen, daß nur die Schmerzempfindung, nicht das Gefühl überhaupt, durch die Betäubung beseitigt werde; dann wird langsam aufgetropft, während der Patient zählt. Schwächliche Personen haben schon nach 30—50 Tropfen die Schmerzempfindung verloren, kräftige brauchen 70—100. Durch Nadelstich überzeugt man sich davon, daß die Analgesie eingetreten ist, und operiert sofort, ohne mehr von dem Narkotikum zu geben, da sich sonst eine Exzitation bemerkbar macht. Nach kurzer Pause kann wenn nötig von neuem getropft werden, usf.

Wie von Zahnärzten festgestellt ist, kommen auch bei Anwendung des Chloräthyls erotische Träume vor.

Stickstoffoxydul.

Stickstoffoxydul, chemisch N_2O, ist ein farbloses Gas, das durch hohen Druck bei niederer Temperatur flüssig gemacht wird. Läßt man das Gas unverdünnt einatmen, so tritt schon nach wenigen Sekunden eine Betäubung ein, die aber nur ganz kurze Zeit dauert; länger kann es aber nicht eingeatmet werden, da dann ja Erstickung eintreten würde. Läßt man 85% $N_2O + 15\%$ Sauerstoff unter einem Überdruck von $^1/_4$ Atmosphäre einatmen, was nur in großen, eigens dazu gebauten Kammern möglich ist, dann kann man eine volle, ganz ungefährliche Narkose erzielen. Wird es vor der Inhalation in geeigneten Apparaten, die meist recht kompliziert und teuer sind, mit reinem Sauerstoff in bestimmten Verhältnissen ($^1/_5$—$^1/_{10}$ Sauerstoff) gemischt, so erzielt man eine leichte Narkose, in der kleinere Operationen schmerzlos gemacht werden können. Diese Art der Betäubung ist besonders in England und Amerika sehr gebräuchlich; sie ist sicherlich als die ungefährlichste aller Allgemeinnarkosen anzusehen, da erst auf mehrere hunderttausend Fälle ein Todesfall zu verzeichnen war. Die Narkose mit N_2O hat auch noch den Vorzug, daß die Hustenreflexe erhalten sind. Aspiration von Blut, z. B. nach Zahnextraktionen, ist daher nicht zu befürchten. Auch für den Kranken ist die Betäubung die angenehmste, da er durch die Einatmung meist in sehr heitere Stimmung versetzt wird (Lachgas). Die Atmung und die Zirkulation werden durch diese Einatmung nicht beeinflußt, so daß das Stickstoffoxydul-Sauerstoffgemisch, z. B. für Zahnoperationen, selbst der Lokalanästhesie vorzuziehen wäre, wenn nicht die dafür nötigen Apparate so schwer zu handhaben wären.

Vielfach sind größtenteils auf Grund theoretischer Erwägungen, Mischnarkosen empfohlen worden; fast alle der oben erwähnten Narkotika sind in den verschiedensten Verhältnissen miteinander gemischt zur Verwendung gekommen. Größere Verbreitung und Anerkennung hat sich keins dieser Gemische zu erwerben gewußt. Alle Inhalationsnarkosen werden erleichtert und sind mit geringeren Mengen als sonst durchzuführen, wenn man den Patienten $^1/_2$—1 Stunde vor Beginn Morphin, eventuell Morphin $+$ Scopolamin (s. d.) einspritzt.

Amylnitrit.

Amylnitrit ($C_5H_{11}ONO$) ist eine klare gelbliche Flüssigkeit von obstartigem Geruch; es ist leicht flüchtig.

Gießt man einige Tropfen Amylnitrit auf ein Tuch und atmet die Dämpfe ein, so fühlt man fast unmittelbar ein starkes Klopfen der Arterien im Kopfe und das Gesicht, und etwas später auch Hals und obere Brust, werden rot. Die Erscheinung schwindet schnell; atmet man aber länger ein, so kann ein Rauschzustand oder selbst Bewußtlosigkeit eintreten; auch kann es dann zu einer Schädigung des Blutes (Methämoglobinbildung) kommen.

Der Grund der Rötung, besonders des Gesichts, ist eine Gefäßerweiterung, die von einer kurzdauernden Lähmung des Gefäßzentrums dieser Region herrührt. Infolge der Gefäßerweiterung steigt die Blutzufuhr zu Kopf und Gehirn. — Auf diese Wirkung

gründet sich die therapeutische Verwertung des Amylnitrits bei
Migräne (wenn sie auf Gehirnanämie beruht), Epilepsie und bei
der akuten Kokainvergiftung, bei der man ebenfalls als Ursache der Ohnmacht eine Gehirnanämie annimmt. — Sehr handlich sind die im Handel befindlichen kleinen zugeschmolzenen
Amphiolen, die einige Tropfen der Substanz enthalten; man bricht
die eine Seite ab und schüttet den Inhalt auf ein Tuch.

III. Andere Narkotika.

Morphin.

Morphin ($C_{17}H_{19}NO_3$) ist der wichtigste Bestandteil des
Opiums, des getrockneten Saftes der unreifen Mohnkapseln. Es
ist eine Base, die in Wasser schlecht löslich ist, aber mit Säuren
ziemlich gut lösliche Salze bildet.

Die pharmakodynamischen Wirkungen des Morphins erstrecken sich im wesentlichen auf folgende Funktionen. Es lähmt
oder vermindert die gesamte Tätigkeit des Großhirns und vermag dadurch jede Schmerzempfindung zu beseitigen und Schlaf
herbeizuführen. Auf das Atmungszentrum, von dem aus die Atem-
bewegungen eingeleitet werden, hat es schon in kleineren Dosen
eine sedative, lähmende Wirkung; bei tödlicher Vergiftung erfolgt
der Exitus durch Atmungslähmung; die Zirkulation wird dagegen
durch Morphin gar nicht oder nur indirekt berührt. Ferner vermag das Morphin die Darmtätigkeit zu beruhigen und event. zu
hemmen.

Auf diesen Wirkungen beruht die therapeutische Verwertung
des Morphins. Am häufigsten wird es gebraucht, um Schmerzen
zu stillen; hier ist es auch tatsächlich in sehr vielen Fällen das
einzige Mittel, mit dem man Erfolg erzielt. Als Schlafmittel
wird es heutzutage nicht mehr so viel wie früher verordnet,
da wir jetzt unschädlichere, in dieser Richtung brauchbare Substanzen besitzen; nur wenn die Schlaflosigkeit durch heftige
Schmerzen verursacht ist, wird man zum Morphin seine Zuflucht
nehmen müssen. — Als Hustenmittel ist es in vielen Fällen unentbehrlich; es vermindert die Empfindlichkeit gegen den Reiz,
den die Entzündung der Schleimhäute der Luftwege ausübt und
der zum Husten führt. Als Darmmittel wird es angewendet, sowohl um die Schmerzen zu lindern, als auch um Durchfälle zum
Aufhören zu bringen. — Bei Herzfehlern ist es oft das einzige
Mittel, das die quälende, übermäßig angestrengte Atemtätigkeit

(Dyspnoe) lindert. Fast regelmäßig wird gegenwärtig Morphin zur Unterstützung der Inhalationsnarkose angewendet; man erreicht dadurch eine Beruhigung des Patienten vor der Narkose und eine Verminderung der zur Narkose nötigen Menge von Chloroform, Äther usw. — Morphin + Skopolamin reicht auch für sich allein aus, um die meisten Operationen schmerzlos auszuführen; man spritzt hierzu mehrere Stunden vor der Operation 1—2 Zentigramme Morphin und mehrere Zehntel Milligramme Skopolamin (s. d.) ein. — Diese Art der Narkose hat sich in sehr vielen Fällen bewährt, doch werden ihr auch Todesfälle zugeschrieben. — Bei jeder Verordnung von Morphin, besonders aber bei der als Schlafmittel und gegen andere chronische Leiden (z. B. Neuralgien) hat man sich gegenwärtig zu halten, daß fortgesetzter Gebrauch des Mittels zum Morphinismus, zur Morphinsucht führt. Die Leichtigkeit, mit der die einzelnen Individuen dieser Sucht verfallen, ist sehr verschieden, ganz davor bewahrt bleibt aber kaum ein Mensch, dem längere Zeit Morphin beigebracht worden ist; besonders gefährdet sind die Kranken, denen es subkutan eingespritzt wird. Die Symptome des Morphinismus sind körperlicher, geistiger und moralischer Verfall; eine Heilung ist nur durch eine in geschlossener Anstalt durchzuführende Entziehungskur möglich, aber meist nicht definitiv, da Rückfälle in die Krankheit die Regel sind. — Wie die Statistik zeigt, verfallen Ärzte und Zahnärzte, denen das Morphin leicht und in unbeschränkten Mengen zugänglich ist, der Erkrankung relativ häufig.

Bei der akuten Morphinvergiftung ist, wie erwähnt, die Schwächung und Lähmung der Atmung das bedrohlichste Symptom. Die Behandlung hat in der Anwendung von anregenden Mitteln (Exzitantien), hier vor allem starken, heißen Kaffees, zu bestehen; ist die Vergiftung schwer, so muß künstliche Atmung angewendet werden. Auch subkutane Injektion von Atropin ist zu empfehlen.

Ebenfalls im Opium enthalten ist das Codein, Methylmorphin, das im wesentlichen die gleichen Wirkungen auf den Menschen wie das Morphin, nur in viel schwächerem Maße ausübt. Besonders die Wirkungen auf das Großhirn sind wenig ausgeprägt. Es wird häufig bevorzugt, da es eine Gewöhnung an das Mittel kaum gibt.

Von den anderen im Opium enthaltenen Alkaloiden ist noch das Papaverin zu erwähnen, das bei manchen Krampfzuständen glattmuskliger Organe (z. B. des Darms) empfohlen wird.

Synthetisch dargestellt sind in der Morphinreihe folgende Substanzen:

Dionin (= Aethylmorphin) im wesentlichen wie Kodein; Maximaldosis wie Morphin.

Heroin (= Diacetylmorphin) wirkt weniger stark allgemein narkotisch als Morphin, aber stärker beruhigend auf die Atmungsorgane; Maximaldosis **0,005! pro dosi, 0,015! pro die.**

Parakodin (= Dihydrokodein) wie Kodein.

Eukodal (= Dihydroxykodeinon) ist in neuester Zeit als vollkommener Morphinersatz empfohlen worden; Dosen 1—3 Zentigramme.

Die gebräuchlichsten Präparate der Opiumgruppe sind folgende:

Opium purum, braunes Pulver von bitterem Geschmack; wird besonders bei Darmaffektionen gern angewendet. Maximaldosis: **0,15! pro dosi, 0,5! pro die.**

Extractum opii; Anwendung und Dosen wie beim Opium. Tinctura opii simplex oder Tct. opii crocata enthalten 1 Teil Opium in 10 Teilen verdünntem Alkohol. Maximaldosis: **1,5! pro dosi, 5,0! pro die.**

Pulvis Doveri (Pulvis Ipecacuanhae opiatus = 1 Teil Opiumpulver, 1 Teil Brechwurzelpulver, 8 Teile Zucker) Maximaldosis **1,5! pro dosi, 5,0! pro die.**

An Stelle des Opiums, das als Naturprodukt viele unwirksame Ballaststoffe enthält, sind mehrere Präparate empfohlen worden, die alle oder Kombinationen der wichtigsten Opiumalkaloide enthalten. Von diesen seien erwähnt:

Pantopon enthält alle Alkaloide des Opiums in Form ihrer salzsauren, gut löslichen Salze (in Lösung oder als Tabletten, auch subkutan injizierbar): 0,02 = 0,01 Morphin.

Narkophin (mekonsaures Morphin-Narkotin); 0,015—0,03.

Morphinum hydrochloricum, weißes, in Wasser zu 4% lösliches Pulver. Maximaldosis: **0,03! pro dosi, 0,1! pro die.**

Codeinum phosphoricum, weißes, in Wasser leicht lösliches Pulver. Maximaldosis: **0,1! pro dosi, 0,3! pro die.**

Rezepte.

1. Opii puri 0,05
   Sacchar. lactis 0,5
   m. f. pulvis
   d. tal. dos. X
   S. 3 stdlch. 1 Pulver zu nehmen.

2. Morphini hydrochlor. 0,1
   Aqu. dest. 10,0
   Acid. carb. gtt. III
   MDS. 1 % Morphinlösung zur subkutanen Injektion.

3. Codein. phosphorici 0,4
   Aqu. destill. 10,0
   MDS. 3 mal täglich 10 Tropfen zu nehmen.

4. Scopolam. hydrobr. 0,006
   Morph. mur. 0,15
   Aqu. dest. 10,0
   MDS. ängstlichen Pat. ⅓ Std. vor Zahnoperat. 0,3—0,6 cc zu injizieren (nach Williger),

Atropin.

Atropin ist der wirksame Bestandteil der Tollkirsche (Atropa Belladonna), einer Pflanze aus der Familie der Solaneen; chemisch ist es ein Alkaloid von der Formel $C_{17}H_{23}NO_3$, das mit Säuren leicht lösliche Salze bildet.

Seine pharmakodynamischen Wirkungen erstrecken sich auf sehr verschiedene Organe. Durch Beeinflussung des Gehirns erzeugt es lebhafte Unruhe, Verwirrtheit, die sich bis zur Raserei steigern können (daher „Tollkirsche"); große Dosen lähmen. Atropin lähmt weiterhin auch schon in kleinen Dosen den Herzhemmungsnerven, den Vagus, und verursacht dadurch eine Pulsbeschleunigung. Am Auge tritt eine Erweiterung der Pupille auf; die Akkommodation ist gelähmt, und deshalb ist das Sehen in der Nähe erschwert. Ferner lähmt das Atropin die Sekretion aller Drüsen und so auch die Schleim- und Speichelsekretion im Munde und Schlunde, so daß bei größeren Gaben eine Trockenheit entsteht, die das Schlingen unmöglich macht; es vermindert auch die Tätigkeit der Hautdrüsen. — Auf die Darmmuskulatur wirkt es schon in sehr kleinen Dosen ebenfalls hemmend, in größeren erregend ein. — Therapeutisch gebraucht wird das Atropin bei Asthma, Erkrankungen des Darms, bei übermäßiger Schweißsekretion; sehr wichtig ist es auch für die Augenheilkunde. Von Zahnärzten wird es gelegentlich vor länger dauernden Füllungen verordnet, um den Speichelfluß zu vermindern ($^{1}/_{2}$ Stunde vor Beginn 0,5—1 mg Atropin oder 0,03 Extractum Belladonna nehmen lassen), ferner gegen Neuralgien; es ist jedoch dabei zu beachten, daß die Wirkungen des Mittels häufig sehr lange anhalten, z. B. kann die auch bei innerlicher Darreichung auftretende Pupillenerweiterung und Akkommodationslähmung bis 8 Tage dauern.

Neben dem Atropin kommt in der Tollkirsche noch das isomere Hyoszyamin vor; diese beiden Alkaloide findet man auch im Stechapfel (Datura Stramonium). In dem Bilsenkraut (Hyoscyamus niger) sind Hyoszyamin und Hyoszin (Scopolamin) die wirksamen Bestandteile. Alle diese Substanzen besitzen im wesentlichen die gleichen Eigenschaften wie das Atropin; im Hyoszin tritt die erregende Wirkung auf das Gehirn auch bei kleinen Dosen gegenüber der lähmenden zurück, so daß es, z. B. bei Psychosen, als Beruhigungsmittel gebraucht wird (s. auch bei Morphin).

Atropinum sulfuricum, weißes, in Wasser gut lösliches Pulver, Maximaldosis: 0,001! pro dosi, 0,003! pro die.

Scopolaminum hydrobromicum, gut in Wasser löslich, Maximaldosis: **0,0005! pro dosi, 0,0015! pro die.**

Folia Belladonnae. Gepulvert zu **0,2! pro dosi, 0,6! pro die.**

Extractum Belladonnae, im Wasser gut lösliches braunes Extrakt, ist gelegentlich auch gegen Zahnschmerzen verwendet worden. Maximaldosis: **0,05! pro dosi, 0,15! pro die.**

An Stelle des so stark giftigen Atropins sind besonders für die innerliche Anwendung zwei seiner Umwandlungsprodukte empfohlen worden: Eumydrin (chemisch = Atropinmethylnitrat) und das Atropinmethylbromat. Das letztere hat sich auch (in Verbindung mit Aspirin gereicht) in der Dosis von 0,0015 bis 0,002 als nützlich bei den nach Behandlung der Pulpitis mit Arsenik auftretenden Schmerzen erwiesen. — Die beiden Präparate sind in Wasser leicht löslich; ihre Giftigkeit ist sehr viel geringer als die des Atropins.

Rezepte.

1. Atropini sulfurici 0,02
   Aquae destill. 20,0
   MDS. 5 Tropfen innerlich (gegen Speichelfluß).

2. Atropini methylobromati 0,05
   Aqu. dest. 25,0
   MDS. 10—20 Tropfen zu nehmen.

Pharmakodynamisch in fast allen Beziehungen umgekehrt wie die Körper der Belladonnagruppe wirken das Pilokarpin und das Physostigmin: sie bringen die Pupille zur Verengerung, machen Akkommodationskrampf, verstärken die Speichel- und Schleimsekretion usw. —. Therapeutisch verwertet werden sie fast ausschließlich in der Augenheilkunde; Pilokarpin wird manchmal auch zur Anregung der Schweißsekretion verwendet (s. d.) und ist auch bei abnormer Trockenheit der Zunge gelegentlich von Nutzen gewesen.

Physostigminum (Eserinum) salicylicum, in Wasser gut löslich; Maximaldosis: **0,001! pro dosi, 0,003! pro die.** (Sehr giftig!)

Pilocarpinum hydrochloricum, in Wasser löslich, Maximaldosis: **0,02! pro dosi, 0,04! pro die.**

Tubera Aconiti.

Die Wurzelknollen von Aconitum Napellus, Eisenhut; der wirksame Bestandteil ist das Alkaloid Akonitin. das jedoch, je nach dem Ursprungslande der Pflanze, so verschieden wirksam ist, daß es bei der manchmal sehr großen Giftigkeit therapeutisch wenig verwertet werden kann.

Akonitin wirkt lokal, z. B. auf die äußere Haut oder eine Schleimhaut aufgebracht, erst erregend auf die sensiblen Nervenendigungen, dann lähmend; ebenso wirkt es auf die Muskeln. Auch wenn man das Alkaloid zur Resorption bringt, wirkt es ganz ähnlich; es entsteht im ganzen Körper ein Gefühl von Brennen, Jucken, Ameisenlaufen u. ä., eine Empfindung, die aber binnen kurzem, besonders nach etwas größeren Dosen, dem des Gegenteils, der Gefühllosigkeit, Platz macht. Am Zentralnervensystem wird vorzüglich das Atmungszentrum nach vorhergehender Erregung so schwer geschädigt, daß der Tod durch Erstickung erfolgen kann; die Zirkulation wird sowohl durch Schädigung des Herzens selbst, als auch durch Lähmung des Gefäßzentrums gestört. — Wenn überhaupt, wird das Akonitin nur äußerlich als Einreibemittel benutzt; z. B. bei Trigeminusneuralgien, eventuell in Verbindung mit Veratrin: Rp. Akonitini 0,05, Veratrini 0,1, Unguent. Paraffini 10,0 Spir. qu. s. (Oppolzer). — Tubera Aconiti können in Pulver oder Pillen gegeben werden; Maximaldosis: **0,1! pro dosi, 0,3! pro die.** Offizinell ist auch die Tinctura Aconiti; Maximaldosis: **0,5! pro dosi, 1,5! pro die.**

Das Veratrin ist ein amorphes weißes Pulver, das aus den Sabadillsamen dargestellt wird. Es wird innerlich seiner starken Giftigkeit wegen (Erbrechen, Durchfall, Kollaps) nicht mehr verwendet. Äußerlich meist in Salbenform zu Einreibungen bei Neuralgien; z. B. Rp. Veratrini 0,5, Chloroform 5,0. Liniment, ammoniat 25, MDS. Mehrmals tägl. 1 Eßlöffel voll einzureiben (Ziemssen). — Maximaldosis: **0,005! — 0,015!**

Strychnin.

Strychnin ist das Alkaloid der Nux vomica (Brechnuß), das mit Säuren wasserlösliche, sehr bittere Salze bildet. Es wirkt auf verschiedene Gebiete des Zentralnervensystems in der Weise ein, daß ihre Erregbarkeit, ihre Anspruchsfähigkeit auf sensible Reize zunimmt; besonders ausgeprägt ist diese erhöhte Erregbarkeit bei allen Funktionen des Rückenmarks. Ferner erhöht es den Tonus des vasomotorischen Zentrums, so daß unter Strychninwirkung der Blutdruck zunimmt. — Therapeutisch verwertet wird es bei gewissen Augenleiden, bei Lähmungen, bei Darmaffektionen und vor allem als Gegenmittel bei Vergiftungen mit Chloroform, Chloralhydrat und ähnlichen Substanzen. Hier vermag es, subkutan injiziert, manchmal den zu niedrig gewordenen Blutdruck wieder zur Norm zu erhöhen.

Strychninum nitricum, weiße Kristalle, in Wasser zu
etwa 1 °/₀ löslich, meist subkutan gegeben; Maximaldosis: **0,005!
pro dosi, 0,01! pro die.**

Extractum Strychni (Maximaldosis: 0,05!—0,1!) und
Tinctura Strychni (1,0!—2,0!) werden innerlich gebraucht (bes.
gegen chronische Erschlaffungszustände des Darmes).

Rezepte.

1. Tinctur. Aconiti
   Tinctur. Jodi āā 10,0
   MDS. Zum Pinseln des Zahn-
   fleisches bei entzündlichen
   Zuständen. (Greve.)

2. Strychnin. nitrici 0,1
   Aqu. dest. 10,0
   MDS. Zur subkutanen Injektion;
   1 Spritze bei Vergiftungen.

Gelsemin.

Unter Gelsemin wird gewöhnlich das käufliche Extrakt aus
der Wurzel von Gelsemia sempervirens verstanden; es enthält zwei Alkaloide, von denen das eine, Gelsemin im engeren
Sinne, ähnlich wie Strychnin wirkt. Das andere, Gelseminin,
wirkt ungefähr so wie die Akonitine auf die peripheren sensiblen
Nerven, und deswegen wird das Präparat gegen Neuralgien, besonders des Trigeminus (auch gegen nervöse Zahnschmerzen) verwendet. Gebräuchlich sind die Tinctura Gelsemii und das
Extractum fluidum Gelsemii; von dem ersteren gibt man
etwa 15—30 Tropfen, von dem letzteren 10—20 Tropfen mehrmals täglich.

Semina Colchici.

Die Samen von Colchicum autumnale, Herbstzeitlose,
enthalten zwei bittere, alkaloidähnliche Substanzen, die im Tierexperiment Lähmung des Zentralnervensystems, Erbrechen und
Durchfälle hervorrufen. — Therapeutisch werden die Colchicum-
präparate gegen Gicht als besonders gut wirksam verwendet;
wie diese Wirkung zustande kommt, ist nicht klar. — Offizinell
sind außer den wenig gebrauchten Samen: Tinctura Colchici
(1 Teil Zeitlosensamen auf 10 Teile Spiritus) und Vinum Colchici (1 Teil auf 10 Teile Xereswein); beide haben die gleiche
Maximaldosis: **2,0! pro dosi, 6,0! pro die.**

IV. Schlafmittel.
(Hypnotika.)

Prinzipiell gibt es keinen Unterschied zwischen der Wirkung der Inhalationsanästhetika und der der Hypnotika. Während wir aber von einem Inhalationsnarkotikum verlangen, daß es nicht nur die Großhirnfunktionen (Bewußtsein und Schmerzempfindung), sondern auch die unbewußten Abwehrbewegungen (Reflexe) unterdrücke, sollen die als Schlafmittel benutzten Stoffe möglichst nur auf die ersteren wirken und auch diese nur mäßig schwächen; denn eine Abschwächung genügt meist, um die Ursache der Schlaflosigkeit, abnorm hohe Empfindlichkeit des Gehirns gegen äußere Eindrücke, zu beseitigen. Andrerseits wieder liegt es in der Natur der Sache, daß das Inhalationsanästhetikum seine Wirkung möglichst schnell (innerhalb weniger Minuten) entfalten, daß es aber auch möglichst rasch wieder entfernbar sein soll, wenn die Operation beendet ist. Das Schlafmittel dagegen braucht nicht sofort, muß aber, wenn einmal gegeben, stundenlang fortwirken. — Hiernach ist es verständlich, daß die bei Operationen zur Betäubung gebrauchten Substanzen, die leicht in Gasform übergehen, nicht als Schlafmittel dienen können; diese dürfen nicht zu schnell ausgeschieden werden.

Früher hatten wir als brauchbares Schlafmittel fast nur das Opium, bzw. das Morphin; dieses ist zwar auch jetzt noch bei allen durch heftige Schmerzen bedingten Agrypnien unentbehrlich, soll aber seiner Gefährlichkeit wegen, wenn angängig, vermieden werden. — Die hypnotische Wirkung der alkoholischen Getränke reicht häufig (abgesehen von anderen Unzuträglichkeiten) nicht aus, da sie bei vielen Menschen anfangs und nach nicht übermäßig hohen Dosen von Erregungszuständen überdeckt werden kann. Das erste und auch heute noch nicht ganz verdrängte Schlafmittel im eigentlichen Sinne war das Chloralhydrat.

Chloralhydrat, Chloralum hydratum ($CCl_3.CH(OH)_2$) ist im Jahre 1832 von Liebig dargestellt und 1869 von Liebreich als Schlafmittel empfohlen worden. — Das Chloralhydrat besteht aus farblosen Kristallen, die hygroskopisch und in Wasser sehr gut löslich sind; es hat einen unangenehmen Geschmack.

Seine Wirkung unterscheidet sich von der des ihm chemisch sehr nahestehenden Chloroforms (in das es auch durch Einwirkung von starken Alkalien umgewandelt werden kann) dadurch, daß es beim Menschen in nicht zu großen Dosen nur Schlaf, keine Narkose erzeugt. Eine Aufhebung der Sensibilität, der Schmerzempfindlichkeit, ist erst bei bereits toxischen Dosen zu konstatieren, doch ist es brauchbar, wenn nur eine Verminderung der Empfindlichkeit beabsichtigt wird, z. B. vor der Zahnbehandlung. Auf die Zirkulation wirkt das Chloralhydrat in prinzipiell derselben Weise wie das Chloroform: es erniedrigt den allgemeinen Blutdruck hauptsächlich durch eine zentral bedingte Herabsetzung der Spannung der peripheren Gefäße, aber auch durch Schädigung des Herzens selbst; doch ist diese Wirkung nach den hypnotisch bereits wirksamen Gaben meist nicht ausgesprochen. Auch das Atmungszentrum wird durch sehr große Mengen gelähmt.

Wie bei fast allen narkotisch wirkenden Mitteln tritt auch beim Chloralhydrat bei länger fortgesetzter Medikation eine gewisse Gewöhnung ein, so daß man, um gleiche Wirkung zu erzielen, mit dem täglichen Quantum steigen muß. Auch eine Chloralsucht (Chloralismus) ist bei Morphinisten beobachtet worden, denen man das Chloral als Ersatzmittel des Morphins gegeben hatte. —

Chloralhydrat besitzt eine gewisse, mit Reizung verbundene lokalanästhesierende Wirkung; es wird deshalb auch zu Einlagen in empfindliche Zahnhöhlen, z. B. mit Kampher zusammen, verwendet.

Chloralum hydratum hat die Maximaldosis: **3,0! pro dosi, 6,0! pro die.** Offizinell, aber gut entbehrlich, ist noch das **Chloralum formamidatum**, Maximaldosis: **4,0! pro dosi, 8,0! pro die.**

Rezepte.

1. Chlorali hydrati 1,0
   d. ad chart. ceratam tal. dos. VI
   S. Abends 1—2 Pulver in warmem Tee zu nehmen.

2. Chlorali hydrati 3,0
   Aqu. dest. 100
   MDS. Abends die Hälfte als Klistier zu geben.

3. Chlorali hydrati 5,0
   Vini hungar. 150,0
   MDS. $^1/_2$ Weinglas vor Behandlung sehr sensibler Zähne.
   (A. Witzel.)

Isopral (Trichlorisopropylalkohol. $CCl_3.CHOH.CH_3$), dem Chloralhydrat chemisch verwandt, ist wirksamer als dieses. Bei Patienten mit Herzaffektionen ist es kontraindiziert. — Es wird in Dosen von 0,75—1,0 g in Tablettenform oder in Lösungen gegeben; in Wasser ist es nur zu zirka 3% löslich (nicht offizinell).

Aleudrin (Karbaminsäureester des Dichlorisopropylalkohols $CH_2ClCHOCONH_2CH_2Cl$) ist in Wasser sehr schwer löslich; als Dosen werden 0,5—1,0—2,0 in Pulver oder Tabletten angegeben. — Speziell für zahnärztliche Zwecke werden als Dosen 1,5—2,0 für Erwachsene, 1,0 für Kinder ($^1/_2$ Stunde vor der Behandlung) empfohlen (Hamburger), Dosen, die allerdings recht hoch sind.

Paraldehyd ist chemisch eine polymere Modifikation des Äthylaldehyds; es ist eine farblose Flüssigkeit von unangenehmem Geruch und Geschmack, in Wasser gut löslich. Trotzdem das Paraldehyd das ungiftigste aller Schlafmittel ist (es sind von Geisteskranken schon 50 g ohne dauernde Schädigung eingenommen worden) und auch in größeren Dosen (ca. 4,0 g) gut hypnotisch wirkt, wird es doch wenig gebraucht, da sich der unangenehme Geschmack durch Korrigentien nur schlecht verdecken läßt; ferner reizt es den Magen. — Die Ausatmungsluft hat bei Personen, die Paraldehyd genommen haben, einen unangenehmen, knoblauchartigen Geruch.

Maximaldosis: **5,0! pro dosi, 10! pro die.**

Amylenhydrat (Dimethyläthylkarbinol $[CH_3]_2COHC_2H_5$) schmeckt nicht so schlecht wie Paraldehyd und ist ebenfalls wenig giftig, hat aber manchmal Kopfschmerz und Übelkeit als Nachwirkung. — Es wird angegeben, daß bei öfterem Gebrauch bald Gewöhnung eintreten soll. — Dosis 2,0—3,0; Maximaldosis: **4,0! pro dosi, 8,0! pro die.**

Neuerdings wird in Fällen von leichter nervöser Schlaflosigkeit das Valamin (Amylenhydrat-Isovaleriansäureester) empfohlen; meist in Gelatinekapseln (0,5 g) gegeben.

$$\text{Urethan} \left(\text{Karbaminsäureäthylester } OC \underset{OC_2H_5}{\overset{NH_2}{<}} \right) \text{ ist bei}$$

manchen Tierspezis gut wirksam, beim Menschen aber für sich allein zwar unwirksam, doch wird behauptet, daß es mit anderen Mitteln kombiniert deren Wirksamkeit erhöhe, so daß man mit sonst unwirksamen Mengen auskomme, z. B. Urethan (etwa 0,5 g) $+$ Morphin.

Ausgehend vom Urethan hat man eine Reihe von Schlafmitteln dargestellt; von diesen sei erwähnt:

Hedonal: (Methylpropylkarbinolurethan) 2,0 in Tabletten.

$$\text{Neuronal} \left(\text{(Bromdiäthylacetamid } [C_2H_5]_2C \underset{CONH_2}{\overset{Br.}{<}} \right)$$

ist ein ungefährliches, meist gut wirksames Schlafmittel; Dosen

0,5—1,0. — Gegen **Erregungszusände** werden **größere Dosen** gegeben (2—4 g.).

Kombinationen von **Neuronal** (bzw. einem ähnlichen Säureradikal) sind **Adalin** und **Bromural**, die beide als unschädliche, leichte Schlafmittel **gelten**. Auch als Beruhigungsmittel ist z. B. Bromural für ängstliche Patienten vor langdauernden zahnärztlichen Eingriffen empfohlen worden. Doch sind auch beim Adalingebrauch schon **Vergiftungserscheinungen** beobachtet worden.

(Adalin = Bromdiäthylacetylharnstoff, Bromural = a- Monobromisovalerianylharnstoff). Dosen von ca. 0,3—1,0 in Tabletten.

Die leistungsfähigsten Schlafmittel, die wir gegenwärtig besitzen, sind die Derivate des Malonylharnstoffes; die **Diäthyl-barbitursäure oder Veronal** $\left([C_2H_5]_2.C\diagdown\diagup\genfrac{}{}{0pt}{}{CO-NH}{CO-NH}\diagdown\diagup CO\right)$ erzeugt fast stets in Dosen von 0,3—0.5 ausreichenden Schlaf, ohne Atmung oder Zirkulation ungünstig zu beeinflussen; auch das wasserlösliche Natriumsalz der Diäthylbarbitursäure wird manchmal verordnet. Maximaldosis **0,75! pro dosi, 1,5! pro die.** — Das nächst höhere Homologe des Veronals, das sog. **Proponal** (Dipropylbarbitursäure) wird wenig gebraucht, dagegen benutzt man . das **Luminal** (Äthylphenylmalonylharnstoff) in Fällen schwerer Schlaflosigkeit; doch ist bei seiner Anwendung Vorsicht nötig (Dosis 0,1—0,2). — Ähnlich wirkt das **Dial** (Diallylbarbitursäure).

Dem Veronal kommt an Wirksamkeit das **Nirvanol** $\left(\genfrac{}{}{0pt}{}{C_2H_5}{C_6H_5}\diagup C\diagdown\genfrac{}{}{0pt}{}{OC-NH}{NH}\diagdown CO \text{ Äthylphenylhydantoin}\right)$ ungefähr gleich.

Die früher vielgebrauchten **Sulfone** sind heute mehr in den Hintergrund getreten; man benutzt sie meist nur noch in schweren Fällen, bei denen es darauf ankommt, einen **langen** Schlaf zu erzielen.

Sulfonal $\left(\text{Diäthylsulfondimethylmethan } \genfrac{}{}{0pt}{}{CH_3}{CH_3}\diagup C\diagdown\genfrac{}{}{0pt}{}{SO_2.C_2H_5}{SO_2.C_2H_5}\right)$ ist in heißem Wasser (Tee od. ä.) ziemlich gut löslich. Es ist ein sicher wirkendes Schlafmittel, das aber nicht längere Zeit ununterbrochen gebraucht werden darf, da dann Störungen von seiten des Gehirns (Schwindel, Sprachstörungen Übelkeit usw.), Muskelschwäche und vor allem schwere Nierenschädigungen auftreten können. In manchen Fällen hat der ausgedehnte Gebrauch von Sulfonal sogar den Tod zur Folge gehabt. Frauen und Kinder gelten als besonders empfindlich. — Im Harn tritt manchmal ein rotbrauner Farbstoff nach größeren Sulfonalgaben auf (Hämatoporphinurie).

Maximaldosen: **2,0! pro dosi, 4,0 pro die.**

$$\text{Trional}\left(\text{Diäthylsulfonäthylmethylmethan}\quad \begin{array}{c}CH_3\\[4pt]C_2H_5\end{array}\!\!>C<\!\!\begin{array}{c}S.O_2C_2H_5\\[4pt]S.O_2C_2H_5\end{array}\right)$$

offizinell unter dem Namen Methylsulfonalum, wirkt noch prompter als Sulfonal; die Gefahren bei seiner Anwendung sind die gleichen; Maximaldosen: **2,0! pro dosi, 4,0! pro die.**

Das Tetronal (nicht offizinell) enthält noch eine Äthylgruppe mehr als das Trional; Dosen und Anwendungsweise wie bei diesem.

V. Antipyretika und Antineuralgika.
(Fieberwidrige Mittel.)

Über die Art und Weise, in welcher chemische Substanzen die krankhaft erhöhte Körpertemperatur herabsetzen, herrschen noch Kontroversen. Am besten begründet erscheint folgende Auffassung: Der normale Mensch weist unter wechselnden äußeren Temperaturverhältnissen stets eine Körpertemperatur von ca. 37° auf; er behauptet diese Temperatur trotz des steten Verlustes von Wärme an die Außenwelt dadurch, daß er fortwährend (durch Muskelaktion, Drüsentätigkeit usw.) Wärme bildet. Normal ist nun eine vom Willen unabhängige Regulierung derart vorhanden, daß, sowie viel Wärme im Körper erzeugt wird (z. B. durch stärkere Muskelbewegungen), auch viel Wärme abgegeben wird. Und droht umgekehrt die Körpertemperatur zu sinken (beispielsweise bei plötzlicher Abkühlung der Außenluft), so vermindert sich die Wärmeabgabe und die Wärmeproduktion steigt. — Das Organ, durch dessen Tätigkeit eine solche Regulierung ermöglicht wird, ist die Haut; strömt viel Blut durch die Hautgefässe, ist die Haut rot und fühlt sich heiß an, so werden von hier aus große Wärmemengen an die Luft abgegeben; verengern sich die Hautgefäße, so wird die Wärmeabgabe auf ein Minimum eingeschränkt. Diese Änderungen in dem Füllungszustande der peripheren Hautgefäße werden durch ein nervöses, im Großhirn liegendes Zentrum hervorgebracht, das normal in der gedachten Weise auf die geringste Abweichung von der gewöhnlichen Körpertemperatur reagiert und stets dafür sorgt, daß erhöhter Wärmeproduktion auch erhöhte Abgabe, und umgekehrt, entspricht. Ist nun irgendeine Fieber erzeugende Schädlichkeit in den Körper eingedrungen, so gerät auch das regulierende Zentrum in eine krankhaft gesteigerte Erregbarkeit; es reguliert, einem höher eingestellten Ventil vergleichbar, nicht mehr auf eine Temperatur von ca. 37°, sondern erst auf eine höhere, beispielsweise auf eine solche von 40°; der Organismus strebt deshalb danach, diese Temperatur durch Wärmeaufspeicherung zu erreichen und erst, wenn ihm dies gelungen ist, hört er auf, Wärme zu sparen. Erst dann ist wieder die Wärmeabgabe ebenso groß wie die Wärmeproduktion, befinden sich beide im Gleichgewicht, und dieser neue pathologische Gleichgewichtszustand dauert so lange, wie die Krankheitsursache wirksam ist. Ist dies nicht mehr der Fall, dann kehrt das regulatorische Zentrum wieder zum Normalzustande zurück und sorgt demgemäß dafür, daß der Körper wieder seine Normaltemperatur erhält; dies geschieht dadurch, daß erheblich mehr Wärme abgegeben als produziert wird, und ist so die Temperatur bis zu 37° gesunken, dann ist das Fieber überwunden.

Eine Herabsetzung der Fiebertemperatur ist demgemäß möglich, erstens durch erhebliche Verminderung der Wärmebildung, zweitens durch Vermehrung der Wärmeabgabe. Auf dem ersten Wege ist praktisch wenig zu erreichen; früher waren einige Mittel als Antipyretika gebräuchlich, die die Zirkulation beeinträchtigen und durch die so erfolgende Schwächung des ganzen Organismus auch die Wärmeproduktion herabdrücken; wegen der unvermeidlichen schweren Nebenwirkungen werden sie nicht mehr verwendet. Besser zu erzielen ist dagegen eine Vermehrung der Wärmeabgabe. Am einfachsten zu erreichen ist diese dadurch, daß man dem Körper auf direktem Wege größere Mengen Wärme entzieht, beispielsweise durch kalte Bäder (ca. 25°), kalte nasse Einwickelungen usw.; diese Art der Antipyrese besitzt große Vorzüge, da durch die Kälteeinwirkung auf die Haut die Zirkulation, Atmung und das subjektive Befinden günstig beeinflußt werden. Doch ist die so erzielte Herabsetzung der Temperatur meist nicht so groß, daß die Normaltemperatur erreicht würde; auch ist sie nicht von langer Dauer; ferner ist die Kälteanwendung so umständlich, daß sie oft aus äußeren Gründen nicht anwendbar ist. — Ebenfalls durch Vermehrung der Wärmeabgabe wirken alle gegenwärtig gebräuchlichen arzneilichen Antipyretika; sie sind dazu imstande, da sie die Fähigkeit haben, die fehlerhafte Regulierung des Temperaturzentrums wieder zur Norm zurückzubringen, die krankhaft gesteigerte

Erregbarkeit zu dämpfen; so lange ihre Wirkung andauert, verhält sich infolgedessen der Organismus in dieser Hinsicht wie ein normaler, die Temperatur beträgt 37° und bleibt auf dieser Höhe. Auch das allgemeine Befinden wird meist durch diese Mittel besser; die mit hohem Fieber verknüpfte Benommenheit, Kopfschmerzen werden behoben, Appetit stellt sich ein usw. Dagegen wird der Ablauf der Krankheit selbst, wie jetzt meist angenommen wird, durch die medizinale Antipyrese nicht direkt geändert; nur das eine Symptom der Erkrankung, das Fieber, wird durch sie zurückgedrängt. Im allgemeinen ist es deshalb gegenwärtig auch nicht üblich, die fiebernden Kranken systematisch und andauernd mit Hilfe der Antipyretika fieberlos zu halten. Meist werden diese Mittel nur gegeben, wenn das Fieber außergewöhnlich hoch steigt (40° und darüber), bei schwerer Benommenheit (z. B. Typhus) und bei chronisch-fieberhaften Krankheiten (Phthise).

Alle neueren Antipyretika haben auch die Eigenschaft, daß sie die Empfindlichkeit gegen Schmerz herabzusetzen vermögen, zwar nicht in so hohem Maße wie das Morphin, aber doch für viele, nicht übermäßig schmerzhafte Affektionen vollkommen ausreichend. So kann man oft an chronischen Neuralgien Leidenden dauernd oder wenigstens für längere Zeit durch vorsichtige Darreichung dieser Mittel ihren Zustand erträglich machen und sie vor Morphin bewahren. Eine Gewöhnung in dem Sinne wie beim Morphin gibt es bei den Antipyretizis nicht, ihre Wirksamkeit läßt zwar oft bei längerer Anwendung nach, aber dann erreicht man häufig den gleichen Effekt durch eine chemisch anders zusammengesetzte Substanz. — Wie weit der chronische Gebrauch Schädigungen mit sich bringen kann, wird bei den einzelnen Präparaten besprochen werden.

Chinin.

Chinin ist der wichtigste Bestandteil des Cortex Chinae (Chinarinde). Die Rinde wird jetzt hauptsächlich von verschiedenen Sorten der Gattung Cinchona gewonnen. Chinin ist ein Alkaloid, das sich mit Säuren zu wasserlöslichen Salzen verbindet.

Chinin beeinflußt das Protoplasma fast aller lebender Zellen; das läßt sich direkt unter dem Mikroskop an kleinsten einzelligen Organismen (Infusorien, Plasmodien) beobachten, die meist schon durch sehr kleine Mengen Chinins abgetötet werden. Auch Zellen höherer Organismen, z. B. die weißen Blutkörperchen der Säugetiere, werden bereits durch die Lösung 1:20000 ihrer

amöboiden Beweglichkeit beraubt (Binz). — An überlebenden
Organen hat man gezeigt, daß Chinin deren spezifische Tätigkeit hemmt. Es ist deshalb wahrscheinlich, daß Chinin fast alle
Gewebe des Körpers beeinflußt, wenn auch die Wirkung nur an
wenigen offen bemerkbar wird. — Im einzelnen ist folgendes für
den Menschen festgestellt. Das Zentralnervensystem wird
erst durch große Dosen affiziert; man sieht dann Schwindel,
Kopfschmerz, Störungen des Hörens und Sehens. — Auf die
Atmung hat Chinin keine spezifische Wirkung, die Zirkulation
dagegen wird stark betroffen. Die normale Herzaktion wird
selbst durch kleine Dosen niemals gefördert, doch sollen gewisse
pathologische Zustände (z. B. Flimmern) der Herzmuskulatur durch
Chinin gebessert werden. Große Dosen können Kollaps erzeugen.
— Die quergestreiften Muskeln leisten zu Anfang der Chinin-
wirkung besser Arbeit als vorher, später ist es meist umgekehrt,
— Wie Chinin auf die glatte Muskulatur des Menschen wirkt,
ist fraglich; meist überwiegt wohl auch hier die lähmende Wirkung. — Chinin gilt als ein Mittel, um einen darniederliegenden
Stoffwechsel günstig zu beeinflußen. — Ebenso wie niedere Tiere
vermag es gewisse Pflanzenzellen abzutöten; daher ist es im gewissen Sinne auch ein Antiseptikum.

Die Chinarinde wurde von den Eingeborenen Südamerika's
seit alten Zeiten gegen Malaria und andere fieberhafte Erkrankungen benutzt, durch die Spanier kam sie nach Europa. — Für
die meisten Arten der therapeutischen Verwertung wird jetzt
statt der Rinde das aus ihr isolierte Chinin gegeben. Therapeutisch bedeutungsvoll ist Chinin vor allem in der Bekämpfung der Malaria; die meisten Formen dieser Erkrankung
werden durch Chinin spezifisch beeinflußt, d. h. das Mittel beseitigt die Fieberanfälle dadurch, daß es die Krankheitsursache,
die Malariaplasmodien, beseitigt. — Aber auch bei anderen Infektionskrankheiten (Typhus, Ruhr, Pneumonie u. a.) hat es sich
oft bewährt. Außerdem ist es ein zwar nicht sehr starkes, aber
doch sicher wirkendes symptomatisches Antipyretikum und
Antineuralgikum; es gibt Formen von Neuralgie, die nur durch
Chinin beeinflußbar sind. — Chinin wird auch gelegentlich als
antiseptischer Zusatz zu Mundwässern benutzt.

Als allgemein roborierendes, stärkendes Mittel (Tonikum)
wird die Chinarinde dem reinen Chinin vorgezogen.

Chinin und alle seine Präparate haben einen intensiv bitteren Geschmack. Gebräuchlich sind von diesen die folgenden:

Cortex Chinae, wird meist als Tonikum, besonders als
magenstärkendes Mittel, gegeben (0,1—0,5 auf einmal als Pulver
oder als Infus u. ä.)

Chininum sulfuricum, schwefelsaures Chinin, in Wasser durch Zusatz einiger Tropfen verdünnter Schwefelsäure leicht löslich; zu etwa 0,3—1,0 g pro dosi.

Chininum hydrochloricum, salzsaures Chinin, in Wasser ziemlich gut löslich; ebenfalls 0,3—1,0 pro dosi.

Chininum tannicum, gerbsaures Chinin, in Wasser unlöslich, enthält nur etwa 30% Chinin. Wegen seiner schlechten Löslichkeit fast geschmacklos. — Muß in größeren Dosen gegeben werden.

Chininum ferrocitricum Eisenchininzitrat, in Wasser gut löslich; nur als Tonikum (zu etwa 0,1 g) gebräuchlich.

Extractum Chinae aquosum, flüssiges Extrakt (zu etwa 4,0 g tägl. als Zusatz zu Mixturen) und Extractum Chinae spirituosum, trockenes Extrakt (zu etwa 0,1 g); beide als Tonika verwendet.

Tinctura Chinae (1:5 verdünnten Alkohol) und Tinctura Chinae composita (1:10 Alkohol mit Geschmackskorrigentien); beide ebenfalls als Tonika. — Offizinell ist auch noch der Vinum Chinae.

Es sind vielfach, um den bitteren Geschmack des Chinins zu vermeiden, noch andere Chininpräparate dargestellt worden, die mehr oder weniger geschmacklos sind; von diesen seien das Aristochin und das Euchinin (beide nicht offizinell) erwähnt; man muß von beiden größere Dosen als von den erwähnten Chininsalzen geben; die Präparate sind erheblich teurer als Chinin.

Von anderen Derivaten des Chinins ist noch das Optochin (Aethylhydrocuprein) zu nennen, das sich im Tierexperiment als Spezifikum gegen die durch Pneumokokken bedingten Erkrankungen erwiesen hat; beim Menschen hat seine Anwendung mehrfach zur Erblindung Anlaß gegeben.

Im Chininmolekül ist ein Chinolinkern (C_9H_7N) enthalten; es wurden deshalb zahlreiche Chinolinderivate synthetisch dargestellt und als Antipyretika empfohlen, haben sich jedoch nicht bewährt. — Vor einigen Jahren ist aber unter dem Namen Atophan die Phenylchinolinkarbonsäure als ein Mittel eingeführt worden, das Gicht und mit Gicht zusammenhängende Krankheiten sehr günstig beeinflußt. Aus diesem Grunde ist es auch gegen Alveolarpyorrhoe empfohlen worden. Da das Mittel für den Menschen vollkommen ungiftig ist, kann ein Versuch damit nie schaden. — Auch gegen Rheumatismus und manche Neuralgien soll das Atophan sich bewährt haben. — Ein ähnlich konstituiertes und wirkendes Mittel ist das Hexophan.

Rezepte.

1. Chinini hydrochlorici 0,3
f. p. d. tales dos. IV in capsul.
   gelatin.
   S. Gegen Kopfschmerzen
   1 Pulver zu nehmen.

2. Chinin. sulfurici 5,0
Acid. sulfur. q. s. ad solutionem
Aqu. Cinnamom. 30,0
Aqu. dest. ad 150,0
MDS. 2mal täglich 1 Eßlöffel
   voll zu nehmen.

3. Tct. Chinae 20,0
Tct. Kino
Tct. Myrrhae āā 5,0
Spir. Cochlear. 10,0
MDS. 1 Teelöffel auf ¹/₂ Glas
   Wasser zum Mundspülen.
   (Thamhayn.)

4. Decoct. Corticis Chinae 10:180,0
Alumin. pulv. 7,5
Tinct. Myrrhae ad 200,0
MDS. Vor dem Gebrauch um-
   zuschütteln; Mundwasser.
   (Greve).

5. Atophan 1,0
f. p. d. tal. dos. X
DS. 4stündlich 1 Pulver
   zu nehmen.

Salizylsäure.

Die Salizylsäure $\left(C_6H_4 \Big\langle \begin{array}{l} OH \\ COOH, \end{array} \right.$ Orthooxybenzoesäure $\Big)$

kommt, chemisch gebunden in den Blüten einiger Spiräenarten, in den Rinden der Weide und in der Gaultheria procumbens vor; gegenwärtig wird nur die synthetisch (nach dem Verfahren des Chemikers Kolbe) dargestellte Salizylsäure verwendet.

Die Salizylsäure wird leicht resorbiert, der Harn färbt sich dann auf Zusatz von Eisenchlorid blauviolett. Sie wirkt lokal reizend auf Schleimhäute und verursacht daher in größeren Dosen, 1—2 g, leicht Erbrechen von der Magenschleimhaut her. Sie ruft dann auch gewöhnlich noch andere Vergiftungssymptome hervor, wie Kopfschmerzen, Schweißausbrüche, Ohrensausen, Herabsetzung der Atemfrequenz und ähnliches. War die genommene Menge noch größer, so steigern sich diese Symptome: es können sich Aufregungszustände, Störungen in der Sprache, dem Gehör und Gesicht, Atembeschwerden und Zirkulationsschädigungen bemerkbar machen. — In medizinalen Dosen setzt die Salizylsäure die Fiebertemperatur herab und vermag Schmerzen aller Art, auch Zahnschmerzen, zu mildern. Als besonders prompt, fast spezifisch gilt ihre Wirkung beim akuten und chronischen Gelenk- und Muskelrheumatismus; ebensogut wirkt sie meist bei den sogenannten rheumatischen Neuralgien; auch bei äußerlicher Anwendung. Da die Salizylsäure den Gallenfluß anregt, wird sie gegen Gallensteinkolik empfohlen. — Die Salzylsäure besitzt eine ziemlich starke antiseptische Wirkung und wurde deshalb früher in kleinen Mengen zur Konservierung von Fruchtsäften verwendet; das ist jetzt verboten. — Sonst wird die antiseptische Eigenschaft der Salizylsäure wenig benutzt; als Zusatz zu Mundwässern, zu dem sie früher sehr viel verwendet wurde, eignet sie sich nicht, da sie den Zahnschmelz angreift. Bei einigen Formen von Blasenkatarrh (Zystitis) hat die Salizylsäure sich dagegen als nützlich erwiesen, da sie in den Harn übergeht und in diesem dann antiseptisch wirken kann. — Mit Talkum zusammen wird sie als Streupulver gegen Fußschweiß gebraucht.

Acidum salicylicum bildet weiße, nadelförmige Kristalle und ist in kaltem Wasser sehr schlecht, besser in heißem Wasser löslich. Innerlich wird die freie. Salizylsäure ihrer reizenden Eigenschaften wegen kaum mehr verordnet; sie wird hier durch ihr Natronsalz, Natrium salicylicum, ersetzt, von dem aber größere Dosen gegeben werden müssen; gut eignet sich die Säure dagegen zu Einreibungen. — Die Säure und das Salz haben einen unangenehmen, süßlichen Geschmack.

Rezepte.

1. Acidi salicyl. 0,3	2. Natr. salicylic. 1,0
d. tal. dos. X ad capsul. gelatin.	f. p. d. tal. dos. X
S. 4mal tägl. 1 Kapsel zu nehmen.	S. 3mal tägl. 1 Pulver zu nehmen.

3. Acid. salicyl. 10,0
Spirit. q. s. ad solution.
Lanolin. ad 100,0
m. f. unguentum
S. 10 %ige Salizylsalbe.

Die Übelstände, die bei dem innerlichen Gebrauch der Salizylsäure und meist auch des Natrium salicylicum auftreten und die hauptsächlich von einer Reizung des Magens herrühren, haben zu vielfachen Bestrebungen Anlaß gegeben, an deren Stelle Ersatzmittel aufzufinden. Das Prinzip, das hierbei meist befolgt worden ist, war, daß man die Salizylsäure durch Anlagerung an andere chemische Verbindungen oder Reste von solchen in sauren Flüssigkeiten unlöslich machte. Da im normalen Magen stets saure Reaktion herrscht, passieren diese Salizylsäureverbindungen den Magen ungeändert und darum auch ganz wirkungslos und werden erst im Darm, wo alkalische Flüssigkeit vorhanden ist, zerlegt; hier wird also Salizylsäure wieder frei und resorbiert. — Als wichtigste dieser Präparate sind zu nennen:

1. **Phenylum salicylicum** ($C_6H_4OHCOOC_6H_5$), gewöhnlich **Salol** genannt, eine ätherartige Verbindung von **Phenol** (Karbolsäure) und **Salizylsäure**; im Darm werden die beiden **Komponenten** frei und resorbiert. Die Abspaltung der stark giftigen Karbolsäure erfolgt so langsam und die so in den Kreislauf gelangenden Mengen werden jeweils so schnell ausgeschieden, daß trotz Gebrauchs großer Mengen des Salols Vergiftungserscheinungen nur selten beobachtet worden sind. — Das Salol ist ein weißes, fast geschmackloses, in Wasser unlösliches, in Alkohol und Äther gut lösliches Pulver. Es wird innerlich wie die Salizylsäure gegen Gelenkrheumatismus usw., außerdem auch noch manchmal zur Einschränkung von Fäulnisvorgängen im Darm verwendet. Salol wird auch viel als antiseptischer Zusatz zu Mundwässern (hierbei von manchen Zahnärzten als schädlich betrachtet) und äußerlich als Streupulver oder in Salbenform gebraucht.

Rezepte.

1. Phenyli salicylici 1,0	2. Phenyl. salicyl. 5,0
f. p.	Spirit. qu. s. ad. solut.
d. tal. dos. X	Adip. suill. 50,0
S. mehrmals tgl. 1 Pulver zu	m. f. ungu.
nehmen.	S. 10 %ige Salolsalbe.

2. **Acidum acetylosalicylicum**, Aspirin $\left(C_6H_4\begin{smallmatrix}OCOCH_3\\COOH\end{smallmatrix}\right)$, eine Verbindung von Salizylsäure und Essigsäure; ebenfalls ein weißes, in Wasser schlecht, in Alkohol gut lösliches Pulver. Das Aspirin hat sich besonders als schmerzstillendes Mittel ganz außerordentlich bewährt. Es wird meist als Pulver zu 0,5—1,0 für Erwachsene, 0,2—0,3 für Kinder verordnet. — Die Azetylsalizylsäure läßt sich nicht wie Salizylsäure durch Natronlauge in lösliche Form überführen, ohne sich zu zersetzen; wohl aber gelingt das mit Hilfe der Erdalkalien: **Hydropyrin** ist das Lithiumsalz des Aspirins, **Kalmopyrin** das Kalziumsalz. Beide gut wasserlöslich.

3. **Novaspirin.** Methylenzitronensäuresalizylsäureester; 1,0 pro dosi, bis 5,0 pro die.

4. **Glykosal,** eine Verbindung von Salizylsäure und Glyzerin, 3—5 mal täglich 0,5 als Pulver.

5. **Diplosal** (Salizylosalizylsäure $OHC_6H_4COOC_6H_4COOH$) entsteht durch Vereinigung zweier Moleküle Salizylsäure mit einander.

6. **Salophen** soll die Wirkung von Salizylsäure und Phenazetin; kombinieren (Salizylazetylamidophenol). Innerlich zu 1,0 pro dosi; äußerlich in 10%iger Salbe.

Für die örtliche, besonders die äußerliche Anwendung der Salizylsäure sind folgende Ersatzmittel empfohlen worden:

1. **Das Öl der Gaultheria procumbens, Wintergrünöl** enthält als wesentlichen Bestandteil **Salizylsäuremethylester** $\left(C_6H_4 \Big\langle \begin{smallmatrix} OH \\ COOCH_3 \end{smallmatrix} \right)$; man mischt das Wintergrünöl und auch den reinen Ester mit 1—2 Teilen Olivenöl, da es sonst starke Hautreizung verursacht. — Auch als schwaches Desinfiziens für Mundwässer und zur Aufpinselung auf lockere Zähne gebraucht.

2. **Mesotan**, Salizylsäuremethoxymethylester, ebenfalls mit gleichen Teilen Olivenöl.

3. **Spirosal**, Salizylsäuremonoglykolester, soll wenig reizen.

Pyrazolonderivate.

1. **Antipyrin**

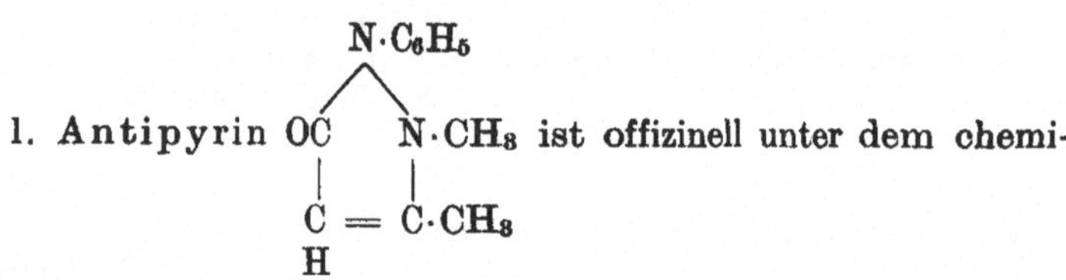

ist offizinell unter dem chemischen Namen: **Pyrazolonum phenyldimethylicum.** Es besitzt in mittelgroßen Dosen eine sichere, langsam einsetzende und ebenso auch wieder verklingende antipyretische Wirkung; die Temperatur Gesunder wird nicht beeinflußt. Auf die Zirkulation und Atmung wirkt es selbst in Dosen, die weit über die erforderlichen hinausgehen, so gut wie gar nicht schädlich ein; häufig beobachtet man sogar eine Zunahme der Arterienspannung, eine Verbesserung des Kreislaufes. — Die antineuralgische (auch bei Zahnschmerzen) und sedative Wirkung ist ebenfalls sehr zuverlässig. — Antipyrin wird schnell nach der Einführung in den Magen resorbiert und auch schnell wieder ausgeschieden (der Harn färbt sich auf Zusatz von Eisenchlorid tief rot); die Wirkungsdauer einer einmaligen Gabe hängt natürlich von deren Größe ab, erstreckt sich jedoch trotz der schnellen Ausscheidung bei manchen Erkrankungen auf mehr als 24 Stunden. — Eine Angewöhnung an Antipyrin ist so gut wie nie beobachtet worden. In einzelnen Fällen ist das Mittel (z. B. von Hysterischen) jahrelang in Dosen bis zu 10 g täglich genommen worden, ohne daß die Entwöhnung schwer fiel; auch organische Schädigungen sind nicht festgestellt worden. Jedoch gibt es, wenn auch selten, sonst gesunde Personen, die schon auf kleine Gaben mit Vergiftungserscheinungen reagieren; es traten bei ihnen Übelkeit, Herzklopfen, Schwindel, Schüttelfrost und besonders häufig Hautveränderungen auf, wie Ekzeme, Urtikariaformen und ähnliches, die manchmal sehr lästig waren und sehr lange andauerten. — Das Antipyrin vermag, örtlich in Pulverform oder als hoch konzentrierte Lösung angewendet, **Blutungen zu stillen**. — Antipyrin bildet farblose, bitterlich schmeckende Kristalle, die in gleichen Teilen Wasser löslich sind; als Fiebermittel wird es zu 5—6 g pro die gegeben; ebenso gegen Gelenkrheumatismus, bei dem es fast ebenso spezifisch wie die Salizylsäure wirkt. — Gegen Neuralgien, Migräne, Zahnschmerzen genügen meist 1—2 g. — Kindern gibt man soviel Dezigramme, als sie Jahre zählen. — Maximaldosis: **2,0! pro dosi, 4,0 pro die!**

Rezepte.

1, Antipyrini 1,0
  f. p. d. tales dos. X
  S. 1—2 Pulver zu nehmen.

2. Antipyrini 10,0
  Aqu. dest. 50,0
  MDS. Zum Aufziehen bei Nasenbluten.

3. Antipyrin. 5,0
  Aqu. dest. 50,0
  Sir. cort. Aurant. 25,0
  MDS. 2stdlch. einen **Eßlöffel** zu nehmen.

Von den vielen als Ersatzmittel des Antipyrins empfohlenen Präparaten sind nur folgende zu erwähnen:

2. **Pyrazolonum phenyldimethylicum salicylicum,** salizylsaures Antipyrin, Salipyrin; in Wasser wenig, in Alkohol gut lösliches Pulver, 0,5—1,0 pro dosi, 3—6 g täglich.

3. **Migränin,** aus Antipyrin, Koffein und Zitronensäure zusammengesetzt; soll gegen Migräne noch besser wirksam sein als Antipyrin; Dosis 1—2 g.

Acetopyrin (Acopyrin) ist eine Kombination von Antipyrin und Aspirin; 0,5—1,0 in Pulver oder Tabletten.

3. Das gebräuchlichste Antipyretikum ist jetzt das **Pyramidon** (Dimethylamidoantipyrin); es wird besonders bevorzugt, wenn es sich um Bekämpfung langandauernder Fieberzustände handelt, so bei Typhus und Tuberkulose. Auch in seiner sedativen, schmerzstillenden Wirkung übertrifft es das Antipyrin erheblich; sehr empfohlen wird es bei Influenza, allen Neuralgien und **Zahnschmerzen,** sowohl bei den von einer Periostitis herrührenden, als auch nach Devitalisierung und Extraktion.

Maximaldosis **0,5 pro dosi, 1,5 pro die!**; meist genügt 0,3 für Erwachsene, für Kinder entsprechend weniger. — Eine Verbindung von Pyramidon und Butylchloralhydrat ist das sogenannte Trigemin, 0,5—0,75—1,0 in charta cerata, das besonders gegen Zahnschmerzen gelobt wird. — Ferner wird auch entsprechend dem Salipyrin das salizylsaure Pyramidon empfohlen; das kamphersaure Pyramidon soll die Nachtschweiße der Phthisiker vermindern.

4. Ein weiteres Derivat des Antipyrins, das Melubrin (Antipyrinamidomethansulfosaures Natrium) hat sich als ganz ungiftiges Mittel bei rheumatischen Affektionen oft bewährt; es kann auch intravenös gegeben werden.

Rezepte.

1. Migränini 1,0
   f. p. d. tal. dos. V
   S. Bei Kopfschmerzen 1 Pulver.

2. Pyramidoni 5,0
   Sir. spl. 10,0
   Aqu. dest. ad 100,0
   MDS. Nach Vorschrift $^1/_2$ Eßlöffel zu nehmen.

Anilinderivate.

Durch einen Zufall hat man die Entdeckung gemacht, daß das Anilin ($C_6H_5NH_2$) und viele seiner Derivate die Fiebertemperatur energisch herabsetzen und gut antineuralgisch wirken. Anilin selbst ist zu giftig, um medizinisch verwertet werden zu können, aber einige substituierte Körper aus seiner Reihe werden auch heute noch vielfach verwendet. — Während aber bei den Pyrazolonderivaten auch nach länger dauerndem Gebrauch schwerere Organschädigungen, wie Blutgiftwirkung, Nephritis usw., nicht beobachtet worden sind, kommen diese bei den Präparaten, die chemisch vom Anilin abzuleiten sind, gelegentlich immer wieder vor. — In ihren medizinalen Wirkungen unterscheiden die Körper der beiden Gruppen sich nicht sehr wesentlich von einander; auch die Anilinderivate setzen die Fiebertemperatur meist schnell herab und beseitigen sicher Schmerzen aller Art.

1. Azetanilid ($C_6H_5NH.CH_3CO$), Antifebrin, ruft in kleinen, eben wirksamen Dosen beim gesunden Menschen keine Vergiftungserscheinungen hervor, bei größeren und bei mehrfacher Wiederholung der kleineren sieht man vor allem eine Schädigung des Blutes auftreten; die Gesichtsfarbe wird bläulich, zyanotisch, bei chronischem Gebrauch blaß; es rührt dies von einer Schädigung des roten Blutfarbstoffs her („Methämoglobin"bildung), die zu einem Zerfall der roten Blutkörperchen führen kann;

manchmal war sogar als Zeichen der starken Blutzersetzung
Gelbsucht (Ikterus) zu beobachten. Nach größeren Dosen sah
man allgemeine Betäubung, Erschwerung der Zirkulation und
Atmung. — Der einzige Vorzug, den Azetanilid vor den anderen
Präparaten besitzt, ist der, daß es sehr billig ist.

Acetanilidium, weißes, geschmackloses, in Wasser wenig
lösliches Pulver; gewöhnlich ausreichende Dosen sind 0,2—0,3.
Maximaldosis: 0,5! **pro dosi, 1,5! pro die.**

Viel besser als Antifebrin ist das Phenazetin, Azetphene-
tidin, das chemisch die Äthoxyverbindung des Antifebrins ist

$$\left(C_6H_4\begin{array}{l}/C_2H_5O\\ \backslash NHC_2H_3O\end{array}\right).$$ Seine Wirkung ist fast stets sowohl be-

züglich der Antipyrese als auch der Schmerzbeseitigung (auch
bei Zahnschmerzen) eine sehr sichere; die üblen Nebenwirkungen
des Azetanilids kommen bei ihm nur selten vor. — Phenace-
tinum, weißes, in Wasser wenig lösliches Pulver; da es geschmacklos ist, kann es gut in Pulverform verordnet werden;
Dosen 0,5—1,0, Maximaldosis **1,0! pro dosi, 3,0! pro die.**

Das Phenazetin enthält, wie aus der chemischen Konstitu-
tionsformel und Bezeichnung hervorgeht, den Rest der Essigsäure.
Ersetzt man diesen durch den Rest anderer organischer Säuren,
so erhält man Verbindungen, die ähnlich wie das Phenazetin
wirken. Von den vielen überflüssigerweise auf diese Weise her-
gestellten Körpern seien hier nur genannt: das Laktophenin
(Laktophenetidin), das das Radikal der Milchsäure, das Pheno-
koll (Glykokollphenetidin), welches das Radikal der Amidoessig-
säure enthält, und das Kryofin (Methylglykolsäurephenetidin);
die beiden ersteren gibt man in ungefähr denselben Gaben
wie das Phenazetin, das Kryofin nur in halb so großen; besondere Vorzüge besitzt keines der Präparate, nur dem Laktophenin wird eine starke beruhigende und schmerzstillende Wirkung nachgerühmt. — Ferner ist zu nennen das Neraltein (p-
äthoxyphenylaminomethansulfosaures Natrium); Dosen 1—3 g.

Anhangsweise seien hier noch einige Mittel genannt, die
ebenfalls hauptsächlich als Antineuralgika, als allgemein beruhigende und schmerzstillende Substanzen gebraucht werden.

Bromide.

Nach Eingabe der leicht resorbierbaren Bromsalze wird meist
Müdigkeit, Schläfrigkeit und Abnahme der Empfindlichkeit gegen
äußere Reize beobachtet, u. a. auch Abnahme des bei Berührung

des Pharynx auftretenden Würgereflex. In sehr großen Dosen verursachen sie Schwindel, Kopfschmerzen und Schwäche der Atmung und Zirkulation. Nach längere Zeit fortgesetztem Gebrauch von Bromsalzen treten Entzündungserscheinungen der Haut (Akne), Abmagerung und allgemeine Schwäche auf. Therapeutisch verwendet werden die Bromsalze bei Epilepsie, Aufregungszuständen verschiedener Art und bei Neuralgien.

Kalium und Natrium bromatum, in Wasser sehr gut lösliche Salze, werden in Dosen bis zu 10,0 g pro die gegeben; am besten in kohlensäurehaltigem Wasser. Als besonders wirksam wird die Kombination von gleichen Teilen Kal. und Natr. bromatum mit dem halben Teil Ammonium bromatum gerühmt (beispielsweise Kal. bromat. und Natr. bromat. je 5,0 g, Ammonium bromat. 2,5 in 1 Liter Selterswasser gelöst).

Von den zahlreichen als Ersatz der anorganischen Bromsalze empfohlenen Verbindungen, die das Brom in organischer Bindung enthalten, seien hier nur das Bromipin, Adamon und Zebromal genannt; sie werden hauptsächlich gegen Epilepsie verordnet. — Sedobrol, ein bromhaltiges Suppenextrakt, wird von Zahnärzten zur Herabsetzung der Empfindlichkeit vor Operationen empfohlen (am Vorabend, ev. 24 Std. vorher mehrere Tabletten in heißem Wasser gelöst nehmen lassen).

Baldrianpräparate.

Den Baldrianpräparaten wird von alters her eine beruhigende, sedative Wirkung bei Erregungszuständen (Hysterie) und Schmerzen zugeschrieben, besonders wenn letztere im Abdomen (Darm, weibliche Geschlechtsorgane) lokalisiert sind. Auch auf die Innervation der Blutgefäße und damit auf die Blutverteilung sollen sie Einfluß besitzen. Scharf begrenzte pharmakodynamische Wirkungen haben sich nicht feststellen lassen, so daß vielleicht ihre Wirksamkeit nur auf dem scharfen Geruch, den sie besitzen, und etwa dadurch ausgelösten Reflexen beruht.

Radix Valerianae, Wurzel der Valeriana offizinalis, enthält neben der Baldriansäure noch Borneol (eine chemisch dem Kampher sehr nahestehende Verbindung). Die Baldrianwurzel, deren Gehalt an den genannten Bestandteilen schwankt und deren Wirksamkeit daher inkonstant ist, wird am besten in Form des Infuses (Aufguß) verordnet. Gebräuchlich sind ferner das Extractum Valerianae 0,1—0,3 pro dosi und Tinctura Valerianae und Tinctur. Valer. aetherea 20—30 Tropfen pro dosi.

An Stelle der genannten Drogen sind folgende chemisch reinen Präparate neuerdings empfohlen worden: Valyl (Valeriansäurediäthylamid) in Gelatinkapseln à 0,125 g, 2—3 Kapseln mehrmals täglich, Validol (Valeriansäurementhylester), 5—10 Tropfen mehrmals täglich, u. a. — In Form des Validol. camphorat. ist das letztere vor zahnärztlichen Eingriffen zur Beruhigung bei Herzkranken und nervösen Patienten mit Erfolg gegeben worden (8—12 Tropfen auf Zucker geträufelt). — Lokal aufgebracht soll es Schmerzen bei kariösen Zähnen beseitigen.

VI. Die Zirkulation befördernde Mittel.

1. Analeptika.

Für das normale Fungieren aller Organe ist es notwendig, daß sie fortdauernd auf dem Blutwege mit dem erforderlichen Nährmateriale (Nährstoffen, Salzen und Sauerstoff) versorgt werden und daß die beim Stoffwechsel entstehenden Abfallstoffe stetig fortgeführt werden; einzelne Organe können zwar noch eine gewisse Zeit nach vollständiger Absperrung der Blutzufuhr tätig sein, doch ist diese Zeit nur kurz, und nur niedere Organe (z. B. Darm, Muskeln) besitzen diese Fähigkeit; je höher ein Organ entwickelt ist, desto empfindlicher ist es gegen Verminderung der genannten Stoffe, besonders des Sauerstoffes; am empfindlichsten ist das Gehirn. — Die Schnelligkeit, mit der das Blut den Körper durchfließt und damit unter normalen Verhältnissen die Größe der Blutzufuhr zu den einzelnen Körperteilen, hängt im wesentlichen von zwei Faktoren ab: erstens von der Kraft, mit der das Herz das Blut in die Arterien hineindrückt, und dann von der Weite der Gefäße und der Spannung der Gefäßwand. Diese letzteren sind nun wieder ihrerseits abhängig von dem Erregbarkeitszustande des Gefäßnervenzentrums, das in dem verlängerten Mark liegt. Sowohl nun, wenn das Herz in seiner Tätigkeit nachläßt, als bei Erlahmen des vasomotorischen Zentrums wird der Blutumlauf verlangsamt und verschlechtert. In einzelnen Fällen kann aber auch eine übermäßige Erregung des Gefäßnervenzentrums schädlich wirken; kommt es beispielsweise aus irgendeinem Grunde zu einem Krampfe der zum Gehirn führenden Gefäße, so wird zwar die Blutversorgung des Körpers primär nicht beeinträchtigt, da der allgemeine Blutdruck steigt, das Gehirn jedoch erhält durch seine eng zusammengezogenen Arterien zu wenig Blut

Biberfeld, Arzneimittellehre. 2. Aufl. 5

und die Folge davon kann Bewußtlosigkeit, Ohnmacht sein. In einem solchen Falle wird man natürlich nicht noch Mittel anwenden, die den Blutdruck steigern, sondern umgekehrt trotz der Zirkulationsschwäche Substanzen anwenden, die das vasomotorische Zentrum lähmen und dadurch den Krampf der Gefäße beheben; als ein solches Mittel haben wir beispielsweise das Amylnitrit kennen gelernt, das speziell die Gehirngefäße zur Erweiterung bringt und dadurch dort eine Vergrößerung der Blutdurchströmung verursacht. — Von solchen und ähnlichen Mitteln wird im folgenden nicht gesprochen, sondern nur von Analeptizis im eigentlichen Sinne, d. h. Substanzen, die die Zirkulation direkt und schnell fördernd beeinflussen, sei es durch Erhöhung der Herzarbeit, sei es durch Steigerung der Erregbarkeit des vasomotorischen Zentrums: meist ist diesen Mitteln auch eine belebende, erregende Wirkung auf das Großhirn und die Atmung zu eigen.

Kampher.

Der Kampher wird gewonnen aus dem in Ostasien heimischen Kampherbaum (Cinnamomum camphora), seine chemische Formel ist $C_{10}H_{16}O$.

Kampher wirkt örtlich reizend sowohl auf Schleimhäute als auch auf die äußere Haut, wenn er energisch in sie eingerieben wird; er vermag durch die intakte Epidermis hindurchzudringen. — Ist Kampher in den Kreislauf gebracht worden, so bemerkt man im Tierexperiment (und ähnlich ist die Wirkung beim Menschen) eine allgemeine Erregung der motorischen Zentren im Gehirn und Rückenmark; nach größeren Dosen treten Krämpfe auf, die aber fast stets ohne dauernde Schädigung vorübergehen. Ob der Kampher das Gefäßnervenzentrum in gesteigerte Erregbarkeit versetzt, ist neuerdings fraglich geworden; sicher erscheint aber seine Wirkung auf das Herz, die darin sich äußert, daß ein in pathologischem Schwächezustande befindliches, schlecht schlagendes Herz durch Kampher wieder zu regelmäßigen Kontraktionen gebracht wird. Beim Menschen ist jedenfalls seine fast stets zuverlässige, die Zirkulation befördernde Wirkung bei den verschiedensten Schwächezuständen (infolge von Herzfehlern, Infektionskrankheiten und Vergiftungen, z. B. durch Chloralhydrat, Morphin u. a.) durch klinische Erfahrung zweifellos festgestellt worden. — Auch die Atmungstätigkeit wird verstärkt, obgleich die Zahl der Atemzüge manchmal vermindert ist. Wird der Kampher in kleinen Dosen per os genommen, so erzeugt er durch Reizung der Magennerven und nachfolgende Hyperämie der Schleimhaut ein Gefühl von Wärme; häufig verursacht er auch Schweißausbruch. — In größeren Dosen genommen, bringt er Kopfschmerzen, Schwindel, und manchmal auch Krämpfe hervor. — Er besitzt eine geringe antiseptische Wirkung und soll angeblich die Darmfäulnis einschränken können. — Therapeutisch wird er vor allem als **Analeptikum** subkutan und innerlich verwendet; die subkutane Anwendung ist, wenn irgend möglich, stets vorzuziehen. Äußerlich wird er in Lösung dort verwendet, wo es darauf ankommt, an wunden Stellen einen gelinden Reizzustand zu unterhalten, z. B. bei chronischen Unterschenkelgeschwüren; auch als Einreibung wird er (auf die intakte Haut) viel verwendet, z. B. bei dem sog. Muskelrheumatismus; der Nutzen ist fraglich. — Wegen der antiseptischen Wirkung ist er früher Zahnpulvern zugesetzt worden, wird wohl aber besser vermieden, da er wahrscheinlich die Zähne angreift.

Camphora, weiße, wachsartige oder pulverförmige Masse von eigenartigem Geruch und scharfem, bitterlichen Geschmack; in Wasser sehr wenig, gut löslich in Alkohol, Äther und Ölen. Zu 0,05—0,5 pro dosi mehrmals.

Spiritus camphoratus, enthält 10% Kampher; äußerlich.

Vinum camphoratum mit 2% Kampher; mehrmals einen Kaffeelöffel voll.

Oleum camphoratum, 1 Teil Kampher auf 9 Teile Olivenöl, und

Oleum camphoratum forte, 1 Teil Kampher auf 4 Teile Olivenöl; beide zur subkutanen Injektion. — Außerdem noch verschiedene Linimente.

Rezepte.

1. Camphorae 1,0	2. Camphorae tritae 0,1
Aetheris 1,0	Gummi arab. pulver. 0,3
Ol. olivarum 8,0	m. f. p. d. tales dos. V
MDS. Zur subkut. Injektion.	ad chart. cerat.
	S. 2stdlch. 1 Pulver zu nehmen.

Koffein.

Koffein ist chemisch Trimethylxanthin $C_8H_{10}O_2N_4$; es wird aus den Kaffeebohnen, den Früchten der Rubiazee Coffea arabica und liberica, gewonnen und ist auch der wirksame Bestandteil im Tee.

Koffein verursacht bei warmblütigen Tieren vor allem eine erhöhte Erregbarkeit der im Rückenmark lokalisierten Zentren,

5*

als deren Zeichen bei kleineren Dosen die Empfindlichkeit gegen sensible Reize gesteigert ist, bei größeren tetanische Krämpfe ausbrechen, die denen nach Strychnin ähnlich sind. Auf die Zirkulation wirkt es fördernd ein, da es auch die Erregbarkeit des Gefäßnervenzentrums erhöht. Ferner vermehrt das Koffein in kleinen Gaben die Zahl der Pulsschläge — was natürlich ebenfalls meist eine Verbesserung der Zirkulation bedeutet; die Leistung der einzelnen Herzkontraktion wächst durch Beeinflussung der Herzmuskulatur. Ebenso ist die Arbeitsleistung der quergestreiften Körpermuskulatur eine größere. — Beim gesunden Menschen hat Koffein (zumal in Form des Kaffees oder Tees) ferner eine anregende Wirkung auf verschiedene Großhirnfunktionen, erleichtert die Auffassung von Eindrücken, Ideenassoziationen usw. — in allem ein vollkommener Gegensatz zum Alkohol. Zu große Dosen können Aufregung, Kopfschmerz, Herzklopfen und Ohnmacht herbeiführen. — Auch die Respiration wird durch Koffein verstärkt. Beim gesunden Menschen rufen medizinal zulässige Gaben (0,1—0,2) außer einer geringen Pulsbeschleunigung meist keine auffallenden Symptome hervor; größere Dosen (etwa 0,5) verursachen Kopfschmerzen, Unruhe, Rauschzustände, Ohrensausen, Schwindel u. ä. — Die diuretische Wirkung des Koffeins wird an anderer Stelle besprochen. — Therapeutisch verwertet wird es als Exzitans meist in Form des Kaffeegetränkes (s. u.); ferner wird es gegen bestimmte Formen von Migräne sehr gerühmt.

Außer in den Kaffeebohnen ist Koffein noch enthalten in den Teeblättern (Thea chinensis), im Paraguaytee, in den Colanüssen (von Cola acuminata) und in den Samen von Paullinia sorbilis (die als Pasta Guarana im Handel ist).

Coffeinum, weißes, in Wasser mäßig gut lösliches Pulver; in Dosen von 0,1—0,2 mehrmals täglich am besten in Pulverform; Maximaldosis: 0,5! pro dosi — 1,5! pro die. Besser löslich sind die Salze des Koffeins: Coffeinum citricum (nicht offizinell), in denselben Gaben wie Koffein; Coffeinum natriumsalicylicum, Maximaldosis: 1,0—3,0! und Coffeinum natriumbenzoicum (nicht offizinell, in denselben Dosen wie das letztere); die letztgenannten beiden Salze werden meist als Diuretika gebraucht.

In dem Kaffee- und Teegetränk sind außer Koffein (zu 0,1—0,15 in einer Tasse „starken" Kaffees und Tees) noch andere wirksame Substanzen enthalten. In den Kaffeebohnen entstehen durch das Rösten flüchtige, angenehm riechende Substanzen, von denen das Kaffeon die wichtigste zu sein scheint;

es verschärft gewisse psychische Fähigkeiten und vermag einen rauschartigen Aufregungszustand hervorzubringen. Ferner ist in den Kaffeebohnen noch Fett, Zucker und eine Gerbsäure nachgewiesen. Auch die Teeblätter enthalten flüchtige aromatische in der gedachten Richtung wirkende Substanzen. — Bei der anregenden, analeptischen Wirkung dieser Getränke kommt außer den genannten Substanzen auch der Umstand in Betracht, daß sie heiß getrunken werden; der Wärmereiz wirkt an sich zirkulationsbefördernd.

Äther.

Die Anwendung des Äthers als Exzitationsmittel ist bereits oben besprochen worden (S. 30).

Alkohol.

Alkohol (C_2H_5OH, Äthylalkohol) entsteht durch Gärung aus verschiedenen Zuckerarten. Seine pharmakodynamischen Wirkungen, bei denen vieles noch Gegenstand der Kontroverse ist, lassen sich kurz folgendermaßen zusammenfassen. Örtlich besitzt der Alkohol, in konzentrierter Lösung, Reizwirkung, die sich durch Rötung der mit ihm in Berührung kommenden Schleimhäute kundgibt; auch durch die intakte Haut kann er, wenn auch langsam dringen, z. B. wenn man mit Alkohol getränkte Verbandstoffe auflegt und durch eine Gummimembran das schnelle Verdunsten verhütet; nach einiger Zeit sieht man dann die befeuchtete Steile sich als Zeichen der Reizung der Hautgefäßschicht röten. Die Reizwirkung steht im Zusammenhang mit der Fähigkeit konzentrierter Alkohollösungen, Eiweiß zur Gerinnung zu bringen. Auch im Magen bringen stärkere Alkohollösungen (Schnaps) eine Erweiterung der Schleimhautgefäße hervor und erzeugen dadurch ein Gefühl von Wärme; gleichzeitig wird (u. zw. auch von anderen alkoholischen Getränken) meist die Absonderung der Verdauungssäfte vermehrt, so daß dadurch die Verdauung im ganzen befördert werden kann, trotzdem der Alkohol an sich im Reagenzglasversuche die Verdauung hemmt. Mit der Erweiterung der Gefäße des Magens und vielleicht auch der obersten Darmabschnitte und dem so erzeugten Wärmegefühl hängt wahrscheinlich die schmerzstillende Wirkung zusammen, die die alkoholischen Getränke bei akuten Darmschmerzen (Koliken) häufig ausüben. — Der Alkohol wird schnell resorbiert, zum größten Teil schon im Magen. Durch eine Beeinflussung der Wärmeregulationszentren im Gehirn führt er zur Erweiterung von Hautgefäßen, besonders im Gesicht, und somit — da die so bedingte starke Blutdurchströmung der Haut stets mit einer Erhöhung von deren Temperatur einhergeht — zu einem verstärkten Wärmegefühl, während tatsächlich die Körpertemperatur nicht erhöht, sondern eher erniedrigt ist. Aus dieser Wirkung der alkoholischen Flüssigkeiten erklärt sich ihre Anwendung bei übermäßiger, mit heftiger Kontraktion der Hautgefäße verbundener Abkühlung der Körperoberfläche. — Sehr verbreitet und doch viel umstritten ist die Anwendung der alkoholischen Getränke als Analeptika. Im Tierexperiment hat sich weder eine irgendwie erhebliche Wirkung auf das Herz selbst, noch eine solche auf das Gefäßnervenzentrum mit Sicherheit nachweisen lassen. Doch wird es von der Mehrzahl der Kliniker viel, besonders bei fieberhaften Infektionskrankheiten, verwendet, um der Herzschwäche vorzubeugen; ein Teil der hier beobachteten guten Erfolge mag mit der günstigen, anregenden Beeinflussung der Psyche zusammenhängen. Jedoch auch ob diese dem Anscheine nach so deutliche Anregung geistiger Funktionen bei normalen und kranken Menschen wirklich als eine solche einzuschätzen ist, ist sehr fraglich geworden; alles, was man durch exakte Methoden von Alkoholwirkungen hat nachweisen können, waren Lähmungserscheinungen, zumal der höheren psychischen Eigenschaften. Nur die Fähigkeit, Muskelaktionen schnell und richtig auszuführen, nimmt im ersten Stadium der Alkoholwirkung zu; später leidet auch diese. Auch die erhöhte Redseligkeit, der Frohsinn usw. lassen sich unschwer als durch Fortfallen, durch Lähmung von normal vorhandenen geistigen Hemmungen hervorgerufene Erscheinungen erkennen.

Alkohol besitzt desinfektorische Kraft; diese hat sich zwar als relativ gering herausgestellt, reicht jedoch aus, um organische Stoffe vor Fäulnis zu bewahren. Verwendet wird Alkohol viel zur Händedesinfektion; doch ist hier seine Wirksamkeit wohl fast ausschließlich mechanisch bedingt: er härtet durch Wasserentziehung die infolge des vorhergehenden Waschens mit warmem Wasser aufgelockerte Epidermis und verhindert so das Auswandern von Bakterien aus dieser in die Wunden. — Das eine Zeitlang viel geübte Verbinden von Wunden mit Alkohol erfreut sich jetzt keiner großen Verbreitung mehr. — Obwohl Alkohol relativ leicht verdunstet, ist er doch zur Erzeugung von lokaler Kälteanästhesie nicht geeignet, da die Verdunstung nicht schnell genug vor sich geht, um der Haut die nötige Menge Wärme zu entziehen. — Viel verwendet wird Alkohol als Lösungsmittel für andere Desinfizienzien, z. B. bei vielen Mundwässern.

Offizinell ist der Alkohol in folgenden Formen: Alkohol
absolutus, enthält in 100 Teilen etwa 99 Teile Alkohol, Spiritus mit ca. 90 Volumprozent Alkohol und Spiritus dilutus
mit fast 70 Volumprozent Alkohol. — Der Alkoholgehalt der gebräuchlichsten Getränke ist folgender: Gewöhnliche Brannt-
weine enthalten meist etwa 40, Kognak ca. 50, Rum ca. 70 %;
Weine können durch natürliche Gärung nur etwa 15 % Alkohol
entwickeln. Es enthalten Mosel- und Rheinweine 7—10 %, ungefähr ebensoviel die französischen Weine, Champagner und
Ungarweine etwa 12 %; den sogenannten Südweinen, die bis zu
18 % Alkohol haben, wird nach beendeter Gärung noch Alkohol
zugesetzt.

Alle alkoholischen Flüssigkeiten, die als Genußmittel dienen,
enthalten aromatische, eigenartige Stoffe (Blume der Weine etc.),
die nicht nur für den Wohlgeschmack unentbehrlich sind, sondern
denen wahrscheinlich auch ein großer Teil der „anregenden"
Wirkung dieser Getränke zu verdanken ist.

Die früher als Analeptika vielfach gebrauchten Mittel
Moschus, Castoreum, Asa foetida sind nicht mehr offizinell
und als vollkommen obsolet anzusehen; wenn sie überhaupt
irgendeine Wirkung hatten, so verdankten sie diese sicherlich
nur ihrem intensiven, den meisten Menschen widerwärtigen
Geruch.

2. Herzmittel.

Die eben besprochenen Mittel, die Analeptika, wenden wir
an, wenn es gilt, einer akut auftretenden, beispielsweise
durch eine Vergiftung oder durch einen Blutverlust bedingten
Zirkulationsschwäche zu begegnen; ihre Wirkung tritt schnell
ein und verklingt meist auch ebenso wieder. Deswegen sind sie
auch wenig brauchbar in den Krankheitszuständen, die von einem
chronisch erkrankten, infolge akzidenteller Ursachen zeitweise
nicht voll leistungsfähigen Herzen abhängen. Hier handelt es
sich ja nicht darum, einer an sich normalen Zirkulation über
eine gewisse kurze Zeit der Schwäche hinwegzuhelfen, sondern
unsere Aufgabe ist das pathologisch veränderte Herz durch unsere Medikation zu einer so großen und über Tage und Wochen
ausgedehnten Mehrleistung zu befähigen, daß die Zirkulation
wieder normal wird und bleibt. — Von diesen Mitteln müssen
wir demnach vor allem eine relativ langdauernde Wirkung verlangen. — Das wichtigste derartige Mittel sind die

Folia digitalis.

Die Blätter des roten **Fingerhutes**, der **Digitalis purpurea**, enthalten eine Reihe von stark wirksamen Glykosiden,
d. h. chemischen Körpern, die beim Kochen mit Alkalien oder
Säuren in einen Zucker und eine andere spezifische Substanz
zerfallen; von diesen Glykosiden, die sich in kaltem Wasser
fast alle sehr schwer lösen, sind das **Digitoxin, Digitalein,
Digitalin** und **Gitalin** genauer bekannt. — Die pharmakodynamische Wirkung der Digitalis betrifft vor allem das Herz,
den Herzmuskel selbst; unter dem Einfluß der Digitalis erlangt
das Herz die Fähigkeit, sich kräftiger und vollständiger zusam-
menzuziehen und umgekehrt auch sich vollständiger zu erweitern.
Infolge davon füllt sich das Herz in der Pulspause (der Diastole)
mit einer größeren Menge von Blut als vorher an und entleert
dann (in der Systole) diese vermehrte Menge mit größerer Kraft
in die Arterien hinein; auf diese Weise wird der Umtrieb des
Blutes im Körper, die Geschwindigkeit der Zirkulation und die
Menge des Blutes, das zu den einzelnen Organen in der Zeit-
einheit gelangt, gesteigert. — Außer dieser Wirkung auf den Herzmuskel vermag die Digitalis auch noch die bei den chronischen
Herzaffektionen häufig gestörte Regelmäßigkeit der Herzaktion
wieder herzustellen; sie beseitigt die Arhythmie. — Auch die Zahl
der Pulsschläge, die bei diesen Herzfehlern oft übermäßig groß
ist, wird geringer und nähert sich der Norm. — Im Tierexperiment, bei Anwendung großer Dosen, kann man weiterhin nachweisen, daß die Digitalis die peripheren Arterien zur Kontraktion
und auch dadurch — abgesehen von der Verstärkung der Herztätigkeit — den Blutdruck zum Steigen bringt; ob dies auch bei
den kleinen, beim Menschen gebrauchten medizinalen Mengen
sich geltend macht, ist fraglich. — Durch die Verbesserung der
allgemeinen Zirkulation, die die Digitalis hervorbringt, wird die
Harnabsonderung, die meist bei den erwähnten Krankheiten stockt,
vermehrt; an sich wirkt die Digitalis nicht harntreibend. —

Die wirksamen Bestandteile der Digitalisblätter haben die
Neigung zur Kumulierung, d. h. die Wirkung der einen Dosis
erstreckt sich auf mehrere Tage und addiert sich daher zu der
Wirkung der später gegebenen Dosen; bei der Anwendung ist
daher Vorsicht nötig, um nicht Vergiftungserscheinungen (Erbrechen, Herzschwäche) zu bekommen (s. Einleitung).

Offizinell sind die **Folia digitalis**, die man entweder im
Infus (0,2—1,5: 150,0 Aqua, eßlöffelweise) oder in Pulverform
(Pulv. fol. digital. 0,05—0,1 pro dosi) gibt. — Der Gehalt an

den wirksamen Bestandteilen wechselt sehr nach dem Standort
der Pflanze und der Zeit des Pflückens und nimmt auch bei
der Aufbewahrung der getrockneten Blätter ab. Deswegen werden neuerdings haltbare, im Tierexperiment auf ihre Wirksamkeit geprüfte Dialysate der Digitalis in den Handel gebracht. —
An Stelle der Folia digitalis, die viel für die Wirksamkeit un-
nötige Ballaststoffe enthalten, wurden eine Reihe von Präparaten
empfohlen, die die wirksamen Stoffe (oder einzelne von ihnen)
in haltbarer, genau dosierter Form enthalten — so das Digalen,
Digipuratum, Digifolin u. a. — Die Folia digitalis haben
die Maximaldosis 0,2! pro dosi, 1,0! pro die. — Offizinell ist
ferner noch die Tinctura Digitalis, (1 Teil Blätter auf 10 Teile
Spiritus); Maximaldosis 1,5! pro dosi, 5,0! pro die!

Außer im Fingerhut hat man noch in einer großen Zahl
von anderen Pflanzen Substanzen festgestellt, die auf Herz und
Gefäße ähnlich wie Digitoxin und Digitalin wirken, so in der
Convallaria majalis (Maiglöckchen), Adonis vernalis, Ne-
rium Oleander, Helleborusarten usw. Am wichtigsten von
diesen sind die Strophantusarten (Apocynee); offizinell sind
die Semina Strophanti (wenig benutzt) und die Tinctura
Strophanti, 0,5! pro dosi, 1,5! pro die; neuerdings ist es gelungen, aus der Droge den wirksamen Bestandteil, das Glykosid
Strophantin, rein darzustellen, das sich als gut brauchbar erwiesen hat. — Viel gebraucht wird ferner Bulbus Scillae (von
Scilla maritima); das in der Meerzwiebel enthaltene Scillain
wirkt digitalisähnlich und stark diuretisch; es ist ein scharfer
Stoff, der häufig auch Erbrechen erregt. — Verordnet wird Bulbus Scillae meist als Infus.

Rezepte.

1. Infus. folior. digital. 1,0:150,0
   Liqu. Kal. acetic. 15,0
   MDS. 3 stdlch. 1 Eßlöffel.

2. Folior. digit. pulv. 0,1
   d. tal. dos. VI
   S. 3 mal tägl. 1 Pulver zu
   nehmen.

VII. Diuretika.

Die Niere hat die Funktion, alle im normalen Ablauf des
Stoffwechsels sich bildenden Abbauprodukte der Nahrungsstoffe,
soweit sie nicht mehr im Organismus verwendet werden können
(Harnstoff, Harnsäure usw.), als Schlacken zu entfernen; auch die
mit der Nahrung eingeführten anorganischen Salze und das
Wasser, das teils als solches in Form der Getränke in den Kör-

per gelangt, teils sich bei der Zerlegung der Nahrungsstoffe bildet, werden größtenteils durch die Nieren abgeschieden. — Stockt nun aus irgendeinem Grunde die Tätigkeit der Nieren, dann leiden fast alle Körperfunktionen und es kommt zur Ansammlung von Flüssigkeit in den Körperhöhlen (Brust- und Bauchhöhle) und den unteren Extremitäten (Ödembildung), die abgesehen von dem Grundleiden ihrerseits zu den schwersten Schädigungen der Zirkulation und Atmung führen können. — Besonders häufig findet man solches temporäres Aussetzen der Nierentätigkeit infolge schlechter allgemeiner Zirkulation bei den Herzfehlern; ferner natürlich auch bei gewissen Formen der Entzündung der Nieren selbst. — Die Diuretika, die harntreibenden Substanzen, erweisen sich hauptsächlich bei den erstgenannten Ursachen der Niereninsuffizienz als wirksam, bei denen die Niere nicht schwer erkrankt ist, sondern nur der mangelhaften Blutversorgung wegen nicht voll fungieren kann. Sind dagegen die Nierengewebe selber schon in größerem Umfange pathologisch verändert, dann versagen die Diuretika häufig vollkommen.

Da die Nieren alles in den Körper eingeführte Wasser in gleicher Menge wieder zu entfernen suchen, so wirkt selbstverständlich schon jede Flüssigkeitszufuhr an sich harnvermehrend; die Menge des ausgeschiedenen Harnes ist eben um den Betrag des zugeführten Wassers vergrößert. Aber nicht um wesentlich mehr als diesen Betrag, bei Nierenkranken sogar häufig um weniger. Und deswegen ist es klar, daß man durch noch so große Flüssigkeitseinbringung den Körper nicht wasserärmer machen, seinen Flüssigkeitsbestand nicht verringern kann. Diese Verringerung ist es aber gerade, worauf es bei der Bekämpfung der Ödeme usw. ankommt. Hier helfen nur die Substanzen, die schon in kleinen Mengen und abgesehen von der mit ihnen eingeführten Wassermenge die Niere zu stärkerer Tätigkeit veranlassen. Das sind die Diuretika im engeren Sinne. — Wasser und dünne wässerige Salzlösungen (Brunnenwasser wie Fachingen u. a.) können jedoch indirekt bei Nierenaffektionen günstig dadurch wirken, daß sie eine bessere Durchspülung des Organismus, gewissermaßen eine Erneuerung der Gewebsflüssigkeiten und wohl eine Beschleunigung des allgemeinen Stoffwechsels veranlassen, die wiederum den Zustand der Nieren günstig beeinflussen können.

Koffein.

Die physikalischen Eigenschaften und das Vorkommen des Koffeins sind bereits oben (s. unter Analeptika) erwähnt. — Die

diuretische Wirkung, die auf eine direkte Anregung der Nieren-
zellen zu beziehen ist, ist meist nicht sehr stark; besser ist sie
bei den Doppelsalzen, dem offizinellen Coffeino-Natrium salicylicum (Maximaldosis 1,0—3,0!) und dem nicht offizinellen
Coffeino-Natrium benzoicum.

Rezepte.

1. Coffein. natrii salicyl. 5,0
Sirup. simplic. 20,0
Aquae destill. ad 150,0
MDS. 2stdlch. 1 Eßlöffel voll
   zu nehmen.
	2. Coffein. natr. benzoici 0,5
	Sacchari 0,3
	m. f. p. dent. tal. dos. X
	S. 3mal tägl. 1 Pulver zu
	   nehmen.

Stärker diuretisch als Koffein (Trimethylxanthin) wirken die
Dimethylxanthine **Theobromin und Theophyllin.** — Theobromin wird aus der Theobroma Cacao, der Kakaobohne, gewonnen, in der es zu etwa 1 % enthalten ist; die exzitierenden,
anregenden Eigenschaften des Koffeins gehen ihm fast ganz ab,
daher auch ebenso dem Getränk „Kakao". — Das Theobromin
ist außerordentlich wenig in Wasser löslich und schlecht resorbierbar, es wird deshalb als Diuretikum stets in Form des offizinellen
Doppelsalzes: Theobrominum natrio-salicylicum (bekannter
unter dem geschützten Namen „Diuretin") oder als Theobromin.
natr. acetic. (Agurin) gegeben; Maximaldosis 1,0!—6,0! —

Das Theophyllin (auch mit geschütztem Namen Theocin
genannt) ist in Spuren im Tee enthalten; zum Gebrauch wird es
synthetisch dargestellt; die diuretische Wirkung ist sehr stark.
Das Theophyllin ist in warmem Wasser so weit löslich, daß es
für sich gegeben werden kann; es wird aber ebenfalls auch in
Form der Doppelsalze gegeben.

Rezepte.

1. Theobromini natr. salicyl. 4,0
Sir. spl. 20
Aquae dest. ad 120,0
MDS. 4mal täglich 1 Eßlöffel
   voll zu nehmen.
	2. Theophyllini 0,2
	Sacchar. 0,3
	m. f. p. dent. tal. dos. VI
	S. 3mal täglich 1 Pulver in
	   heißem Tee zu nehmen.

In vielen Pflanzenteilen sind Stoffe enthalten, die man nicht
genauer kennt und denen ebenfalls eine diuretische Wirkung zugeschrieben wird, einzelne davon haben klinisch ihren Nutzen sicher
erwiesen; offizinell sind die Species diureticae (aus Liebstöckel-
wurzel, Hauhechel, Wacholderbeeren und Lakritzen bestehend).

Die Quecksilberverbindungen haben fast alle spezifisch harntreibende Eigenschaft; ihrer starken Giftigkeit wegen sind die wasserlöslichen nicht gut brauchbar, dagegen wird das schwer lösliche Kalomel (Quecksilberchlorür) häufig mit guten Erfolge verwendet.

Zu den Diuretizis sind auch mehrere Mittel zu rechnen, die außer durch die von ihnen erzeugte Harnvermehrung auch noch dadurch nützlich wirken, daß sie von den Nieren in einer Form ausgeschieden werden, die die unteren Harnwege (Blase und Harnröhre) desinfizierend zu beeinflussen vermag. — Hier sind zu nennen: Balsamum Copaivae, das in einem ätherischen Öl gelöste Harz von amerikanischen Bäumen der Gattung Copaifera. Nach Einnahme schon relativ geringer Mengen erscheint im Harn ein desinfizierender (besonders gegen Gonokokken wirksamer) harziger Bestandteil. —

Cubebae, Samen einer westindischen Pfefferpflanze, und Oleum Santali wirken ähnlich. Alle verursachen auch, in großen Dosen, Magenbeschwerden.

Urotropin (Hexamethylentetramin) wird künstlich dargestellt; nach seiner Einnahme tritt schwache Diurese ein und man kann im Urin Formalin nachweisen, aber nur wenn die Harnreaktion sauer ist; auf diesem beruht die desinfektorische Kraft, die bei vielen Formen von Blasenkatarrh auftritt. — Das Urotropin ist fast absolut ungiftig. Auch bei vielen anderen Affektionen ist Urotropin empfohlen worden, so bei Alveolarpyorrhoe; der Nutzen ist sehr zweifelhaft. — Es sind auch mehrere Ersatzpräparate des Urotropins empfohlen worden, die jedoch nicht so gut wirken.

Rezepte.

1. Balsam. Copaiv. 0,5
   ad capsul. gelatinos.
   d. tal. dos. 12
   3mal täglich 1 Kapsel.

2. Extract. Cubebarum 5,0
   Pulv. Cubebar.
   Mucilag. Gumm. arabic. āā 5,0
   m. f. pilul. 100
   3mal tägl. 10 Pillen zu nehmen.

3. Urotropini 0,5
   f. p. d. tal. dos. X
   4mal täglich 1 Pulver.

Auch die anorganischen Salze, z. B. Kochsalz, wirken diuretisch, wenn sie in größerer Menge resorbiert und in den Kreislauf gelangt sind; sie werden dann durch die Nieren zusammen mit einer relativ erheblichen Menge von Wasser ausgeschieden. Praktisch sind sie jedoch zur Entwässerung des kranken Organismus nicht verwendbar, da sie nach dem Einnehmen starken Durst erzeugen, so daß dem Körper, um diesen zu stillen, ebensoviel oder noch mehr Flüssigkeit einverleibt werden muß, als er durch die Diurese verliert. Und das gleiche gilt, wie schon bemerkt, für die dünne Salzlösungen darstellenden Brunnenwässer. Diese gewähren außer durch die erwähnte Durchspülung des Körpers auch noch dadurch Nutzen, daß das in ihnen enthaltene Alkali, meist Natriumbikarbonat, die saure Reaktion des menschlichen Harnes abstumpft; das kann bei Kranken, die an Neigung zur Harngriesbildung und ähnlichen leiden, manchmal auch bei Gichtikern, von Vorteil sein. — In der gleichen Richtung wirkt auch der Genuß von vielen organischen Salzen die aus einer organischen Säure (z. B. Fruchtsäure) und einem anorganischen Alkali bestehen; die organische Säure wird im Organismus abgespalten, als Nährstoff verbrannt, und das Alkali gelangt an Kohlensäure gebunden in den Harn. Hierauf beruht der Nutzen der meisten Obstkuren.

Die anorganischen Salze wirken um so eher diuretisch, je leichter sie resorbiert werden, daher die Kaliumverbindungen meist besser als die Natronsalze. — Gebräuchlich ist aber nur das Kalium aceticum, das essigsaure Kalium, also eine organische, im Körper zerfallende Verbindung, als Zusatz zu anderen Medikamenten.

VIII. Diaphoretika (Schwitzmittel).

Der normale Schweiß besteht zu etwa 99% aus Wasser; außerdem wird mit ihm Kochsalz und auch Harnstoff ausgeschieden. — Das in früheren Zeiten, wohl mißbräuchlich, sehr oft vorgenommene Schwitzenlassen ist ebenso wie der Aderlaß eine Zeitlang ganz aus dem ärztlichen Handeln gestrichen gewesen, kommt aber neuerdings wieder mehr zu Ehren. — Als erwiesen gilt sein Nutzen bei vielen chronischen Vergiftungen (z. B. mit Blei) und Erkrankungen (z. B. Syphilis), ferner bei den sogenannten Erkältungskrankheiten; ganz sicher ist er, wenn die Urinsekretion bei Nierenkrankheiten stockt und nicht schnell genug wieder in Gang zu bekommen ist, bei den sog. urämischen Zuständen. Hier kann die Ausscheidung durch die Haut so bedeutend gemacht werden, daß sie — für eine gewisse Zeit — die Nierentätigkeit ersetzen kann. — Hervorgerufen wird das Schwitzen entweder durch Erregung des im verlängerten Mark liegenden Schweißzentrums, z. B. werden durch Erwärmung der

Haut die in ihr verlaufenden sensiblen Nerven gereizt und übertragen ihren Reiz auf das Zentrum und die Schweißnerven. Oder diese Schweißnerven, die zu den Schweißdrüsenzellen gehen, bzw. deren Endigungen werden direkt erregt und veranlassen die Drüsenzellen zu stärkerer Tätigkeit. — Das einfachste, in den meisten Fällen ausreichende und beste Mittel, um Schwitzen hervorzurufen, ist die Zufuhr von erwärmenden Getränken und die Verhinderung der Wärmeabgabe durch Einwickeln usw.; die heißen Getränke verursachen reflektorisch von der Magenschleimhaut aus eine Erweiterung der Hautgefäße und damit eine stärkere Erwärmung der Haut. Diese führt dann zum Schwitzen. Erfahrungsgemäß wirken alkoholische oder koffeinhaltige Getränke (heißer Kaffee oder Tee) am besten in der gedachten Hinsicht. — Ein bekanntes Volksmittel ist der heiße, aus den Blüten von Sambucus nigra (Hollunder) oder den Lindenblüten hergestellte Tee. — Von Medikamenten ist hier das Ammonium aceticum zu nennen, das in Form des 15%igen Liquors (auch Spiritus Mindereri genannt) gebraucht wird (zu 2—5,0 g pro dosi). — Nicht auf das Schweißzentrum, sondern ausschließlich auf die peripheren Endigungen der Schweißnerven in den Hautdrüsen wirkt das Pilokarpin, das Alkaloid der Folia Pilocarpi. Es ist das stärkste Schwitzmittel, das wir besitzen; durch subkutane Injektion von 1 oder 2 Zentigramm Pilokarpin kann ein Schweißverlust von mehreren Kilogramm erzeugt werden. Außerdem verursacht es sehr starken Speichelfluß. Ferner läßt das Pilokarpin die Pulszahl und auch die Zahl der Atemzüge anwachsen; manchmal tritt Kollaps ein; auch Erbrechen ist oft beobachtet worden. — Offizinell sind:

Folia Jaborandi (Pilocarpi) und das heutzutage allein gebrauchte Pilocarpinum hydrochloricum, das ein in Wasser leicht lösliches Pulver darstellt. Maximaldosis: 0,02! pro dosi, 0,04! pro die (s. auch oben unter Narkotika).

IX. Mittel, die auf den Magen und Darm wirken.

1. Die Verdauung beeinflussende Mittel.

Die dieser Gruppe angehörigen Mittel wirken hauptsächlich auf den Magen; ob es überhaupt möglich ist, durch medizinale Substanzen, die auf natürlichem Wege eingebracht worden sind, den Ablauf der Verdauung im Darm zu beeinflusen, erscheint fraglich. — Im Magen werden hauptsächlich zwei besonders für die Eiweißverdauung wichtige Substanzen sezerniert: die Salzsäure und das Pepsin. Störungen dieser Sekretion, zumal der Salzsäure, können sich nun in zwiefacher Richtung bemerkbar machen; es kann sowohl zuviel als zu wenig Salzsäure vom Magen produziert werden. — Auf die diätetische Behandlung solcher Affektionen kann hier nicht eingegangen werden; medizinal ist es bis zu einem gewissen Grade möglich, dem Übelstand auf einfachste Weise abzuhelfen, indem man in dem einen Falle die überschüssige Säure durch ein Alkali (Natrium bicarbonicum oder Magnesia usta) abstumpft, in dem anderen den Kranken Salzsäure in großer Verdünnung nehmen läßt.

Als Mittel, die die gesamte Verdauungstätigkeit (durch vermehrte Sekretion des Speichels und des Magensaftes) anregen, sind vor allem die Gewürze zu nennen; sie bewirken reflektorisch durch Reizung der Geschmacks- und sensiblen Nerven der Mundhöhle eine stärkere Tätigkeit der Speichel- und schon vom Mund aus der Magendrüsen; jedoch gehören sie mehr in das Gebiet der Diätetik als der Arzneimittellehre — ebenso wie die ähnlich wirkenden alkoholischen Getränke. — Bei schwererem Danieaderliegen der Verdauungsfunktion reichen diese für den Erwachsenen gewissermaßen zur Norm gewordenen Reize nicht aus; hier haben sich eine Reihe von Drogen und Substanzen der Erfahrung nach als nützlich erwiesen. — Von diesen sind zu erwähnen:

Die Bitterstoffe — Amara.

Unter diesem Namen faßt man eine große Zahl von Pflanzenstoffen zusammen, deren chemische Natur meist nicht bekannt ist und die als gemeinsames eben nur den bitteren Geschmack haben. — Einzelne schon früher besprochene Substanzen (z. B. das Strychnin oder das Chinin) schmecken so intensiv bitter, daß sie in ganz kleinen sonst unwirksamen Dosen als Amara benutzt werden können. — Andere Wirkungen als die durch den Geschmack ausgelösten sind von eigentlichen Amaris nicht bekannt; sie üben auch keinen Reiz auf die Schleimhaut des Mundes und Magens aus. — Man teilt diese Stoffe ein in a) Amara pura; hierzu gehören u. a. die Enzianwurzel, Radix Gentianae, als Extractum Gentiane und Tinctura G. in Gebrauch, Lignum Quassiae, Bitterholz, meist als Infus verordnet, und Folia trifolii fibrini, Bitterklee; b) Amara aromatica, z. B. die Blätter der Wermutpflanze, Herba absinthii, und der Wurzelstock des Kalmus, Rhizoma calami; c) Amara mucilaginosa, die neben dem Bitterstoff noch Pflanzenschleim enthalten: Lichen islandicus, isländisches Moos, das hauptsächlich als Hausmittel bei Lungenschwindsucht in Gebrauch ist; Kolombowurzel, Radix Colombo; sie enthält neben Bitterstoffen, wie in neuerer Zeit festgestellt worden ist, mehrere stark wirksame Alkaloide. Die Kolombowurzel wird, als Dekokt, hauptsächlich nicht als einfaches Bittermittel, sondern meist gegen Durchfälle und Darmkatarrh gegeben. Was hierbei das Wirksame ist: die Bitterstoffe, die Alkaloide oder der Pflanzenschleim ist noch nicht festgestellt. — Ebenfalls gegen Durchfälle wird das Kotoin, resp. das Parakotoin aus der Cotorinde gebraucht.

Offizinell sind gemischte Tinkturen und Auszüge: Die Tinctura amara besteht aus dem weingeistigen Extrakt von Enzianwurzel, Tausendgüldenkraut, Pomeranzenschalen und Zittwerwurzel, Elixir amarum aus Wermut und Pfefferminz u. ä.

Rezepte.

1. Infus. lign. Quassiae 15,0 : 150,0	2. Cotoini 0,1
Sir. cort. Aurantior. 30,0	Sacchar. 0,4
MDS. 4 mal täglich 1 Eßlöffel.	m. f. p. d. tal. dos. VI.
	4 mal täglich 1 Pulver.

Als Mittel, die den Appetit anregen, sind noch folgende im Gebrauch: Orexinum basicum (Phenyldihydrochinazolin) und Orexinum tannicum, sollen direkt die Eßlust anregen; in Pulvern zu etwa 0,3—0,5 pro dosi in Fleischbrühe (nicht offizinell).

Cortex Condurango, Rinde eines südamerikanischen Schlinggewächses, enthält als wirksamen Bestandteil ein Glykosid (Condurangin). Offizinell sind außer der Rinde das Extractum Condurango fluidum und Vinum Condurango, das Extrakt gibt man zu 1,0—2,0 pro dosi, den Wein teelöffelweise.

2. Brechmittel (Emetica).

Die in früheren Zeiten bei fast allen Erkrankungen und vielfach wiederholt verordneten Brechmittel, von deren Wirkung man sich beispielsweise eine Coupierung von Diphtherie, Lungenentzündung usw. versprach, werden heutzutage zu diesen Zwecken nicht mehr benutzt; man erwartet von ihnen keine Fernwirkung mehr auf den Gesamtorganismus, sondern bedient sich nur ihrer primären Wirkung, nämlich der Entleerung des Magens. Diese kann notwendig sein bei Überfüllung mit Nahrungsstoffen, vor allem aber beim Vorhandensein schädlicher Stoffe im Magen, mögen diese nun beispielsweise verdorbene Speisen oder Gifte im eigentlichen Sinne, d. h. stark wirkende, in übergroßer Menge genommene chemische Substanzen sein. — Auch auf diesem begrenzten Gebiete ist jedoch der Gebrauch der Brechmittel durch die Einführung der mittels Schlundsonde ausgeführten Magenspülung eingeschränkt, die, wo irgend möglich, zu bevorzugen ist. Erst wenn sie nicht angewendet werden kann, greift man zu den chemischen Brechmitteln. — Das Erbrechen wird physiologisch ausgelöst von dem im verlängerten Mark liegenden Brechzentrum, und zwar auf Reize, die dem Zentrum von der Peripherie her zufließen, z. B. durch gewisse die Rachen- und Magenschleimhaut und andere Bauchorgane treffende Reize, starke Schmerzen usw.; auch rein psychisch, durch die Ekelempfindung, kann bekanntlich Erbrechen verursacht werden, ebenso durch Erschütterung des Gehirns und ähnliches. — Die meisten Brechmittel wirken vom Magen aus; sie reizen die dort verlaufenden Nerven derart, daß Erbrechen eintritt; nur eins wirkt direkt erregend auf das Brechzentrum, ganz gleich, ob es in den Magen gekommen ist oder nicht. — Der Brechakt selbst geht folgendermaßen vor sich: Zuerst tritt ein kürzer oder länger dauerndes Stadium von Übelkeit (Nausea) auf; zugleich öffnet sich der Mageneingang (Kardia); dadurch wird der Mageninhalt in die Speiseröhre und durch diese hindurch nach außen getrieben. — Jeder Brechakt ist mit einer mehr oder minder großen Schwächung der Zirkulation verbunden. — Durch das Erbrechen wird eine starke Schleimabsonderung im Schlund, Mund und wahrscheinlich auch in der Luftröhre und ihren Verzweigungen hervorgerufen.

Cuprum sulfuricum, Kupfersulfat, blaue in Wasser leicht lösliche Kristalle. Die brechenerregende Wirkung ist meist sehr zuverlässig und, da es relativ wenig giftig ist, wird es häufig bevorzugt, besonders bei Vergiftungen mit Phosphor, wo es außer der eigentlichen Wirkung auch noch dadurch nützt, daß es den Phosphor oxydiert und so unschädlich macht. — Die Maximaldosis ist 1,0!

Radix Ipecacuanhae, Brech- oder Ruhrwurzel; Wurzel der südamerikanischen Cephaëlis Ipecacuanha; enthält Cephaëlin und Emetin. — Die Ipecacuanha ist ein mildes Mittel, das besonders bei Kindern verwendet wird. — Offizinell sind: Radix Ipecacuanhae, zu etwa 0,3—0,4 (bei Kindern halb so viel), als Pulver oder im Infus, Sirupus Ipecacuanhae (etwa 1 %ig) und Vinum Ipecacuanhae (10 %ig). — Wie schon der Name besagt, gilt die Ipekakuanhawurzel als ein gutes Mittel gegen

Ruhr; auch bei anderen Darmerkrankungen wird sie in kleinen, nicht Erbrechen bewirkenden Dosen empfohlen.

Tartarus stibiatus, Brechweinstein, weinsaures Antimonkalium; in Wasser leicht löslich. — Der erbrechenerregende Bestandteil dieses Salzes ist das Antimon. Die Wirksamkeit und auch die Giftigkeit des Präparates ist ziemlich groß; bei zu starken Dosen wird das Erbrechen sehr heftig, Durchfälle gesellen sich hinzu, Schwächegefühl tritt auf, und unter Sinken der Körpertemperatur kann der Tod im Kollaps erfolgen. Bei der Sektion fanden sich mehrfach Veränderungen, die denen bei Arsenikvergiftung sehr ähnlich waren. — Früher wurde der Tartarus stibiatus auch äußerlich als Salbe verwendet, um auf der Haut eine „ableitende" Entzündung und Pustelbildung hervorzurufen. — Die Maximaldosis ist 0,2! pro dosi, 0,6! pro die! (Diese Dosen sind sicherlich viel zu hoch gegriffen.)

Apomorphinum hydrochloricum, entsteht beim Erhitzen von Morphin und Salzsäure; grauweißes, in Wasser lösliches Pulver; die Lösungen färben sich in kurzer Zeit grün. — Apomorphin wirkt nicht vom Magen aus, sondern direkt auf das Zentrum; deshalb erzeugt es auch Erbrechen, wenn man es subkutan gibt, sobald es mit dem Blute an das Zentrum gelangt ist, und ist deshalb das am schnellsten wirkende Brechmittel. Es ist gelegentlich in der Dosis von 0.005 subkutan mit Erfolg zur Entleerung eines verschluckten künstlichen Gebisses verwendet worden. — Maximaldosis 0,02! pro dosi, 0,06! pro die.

Rezepte.

1. Cupri sulfuric. 1,0	2. Infus. rad. Ipecac. 0,4 : 120,0
Aqu. dest. 50,0	Sirup. Ipecac. 20,0
MDS. Alle 10 Min. 1 Teelöffel	MDS. Eßlöffelweise bis zur
voll bis zur Wirkung.	Wirkung.
3. Tartar. stibiat. 0,2	4. Apomorphini muriat. 0,1
Aqu. dest. 120,0	Aqu. dest. 10,0
MDS. Alle 10 Min. 1 Eßlöffel.	MDS. Zur subkut. Injektion.
(Vor dem Gebrauch umschütteln.)	

3. Abführmittel (Laxantia).

Auch diesen Mitteln wurde früher eine weit umfassendere Wirkung zugeschrieben als gegenwärtig, und demgemäß ist ihr Anwendungsgebiet jetzt nur noch ein relativ beschränktes. — Naturgemäß am häufigsten werden sie bei akuter und chronischer Verstopfung gebraucht; während sie jedoch bei der ersten unbedenklich genommen werden können, soll man bei dem chro-

nischen Leiden stets versuchen, durch diätetische Maßregeln usw.
die Darmfunktion zu regeln, bevor man zu den Abführmitteln
greift: der Darm erschlafft sonst zu leicht, und fungiert dann
nur schwer ohne Hilfsmittel. — Sehr nützlich ist ein Abführmittel auch bei den meisten Fällen von akutem Darmkatarrh
und Diarrhöe; hier wird durch das Abführen der zersetzte, die
Ursache des Katarrhes bildende Darminhalt schneller als sonst
nach außen befördert und so die Heilung eingeleitet. — Viel gebräuchlich sind ferner Abführkuren bei übergroßer Fettleibig-
keit. — Der durch diese Kuren verursachte Wasserverlust ist auch
bei Nierenkranken mit Wasseransammlungen im Körper häufig
von großem Nutzen. — Bei Vergiftungen gelingt es manchmal,
durch starkes Abführen den giftigen Stoff ohne Schaden für den
Organismus zu entfernen.

In Beziehung auf die Art der Wirkung hat man zwei
Klassen von Abführmitteln zu unterscheiden. Einen Anreiz zur
Darmbewegung, zum Eintreten der Peristaltik, gibt normalerweise
schon ein bestimmter Füllungszustand des Darmes ab, vorausgesetzt, daß der Inhalt von einer Beschaffenheit ist, die es verhindert, daß er schnell aufgesaugt, resorbiert werde. Deshalb
bewirken beispielsweise pflanzliche Nährmittel, die an unverdau-
lichen voluminösen Teilen (Zellulose) reich sind, leichter Stuhlgang als Fleischkost, bei der die Abfallstoffe nur geringen Um-
fang haben. Die eine Klasse der Abführmittel wirkt nun einfach
dadurch, daß sie an sich schwer resorbierbar sind und dabei auch eine größere Menge Wasser festhalten und ebenfalls
vor dem Aufgesaugtwerden bewahren. Der Inhalt der Darm-
schlingen wird so vergrößert und verursacht Beschleunigung
der Peristaltik. Zu dieser gewissermaßen physikalisch wirkenden
Klasse gehören vorzüglich die salinischen Abführmittel. In der
Art ihrer Wirkung liegt begründet, daß es von ihnen relativ
großer Mengen bedarf. — Die andere Klasse bilden die in eigen-
artiger spezifischer Weise und bereits in kleinen Mengen die
Peristaltik anregenden Mittel. — Von klinischer Bedeutung ist,
daß eine Reihe von Abführmitteln sowohl auf den Dünn-, wie
auf den Dickdarm wirkt, während andere nur den letzteren beeinflussen.

A. Die abführenden Salze.

Wie schon bemerkt, wirken alle die Salze abführend, die
im Darm schlecht resorbiert werden — vorausgesetzt, daß sie in
genügender Menge genommen werden. Sie beschleunigen die
Passage der Nahrung durch den Dünndarm, und im Dickdarm

wird der flüssige Inhalt wegen der schlechten Resorbierbarkeit der Salze nicht wie in der Norm eingedickt. Dadurch kommt es zu flüssigen Entleerungen. Es sind das vor allem die **schwefelsauren Salze**; ferner einige organische Salze und auch einige schwer resorbierbare Zuckerarten.

Natrium sulfuricum, schwefelsaures Natron, Glaubersalz, bildet den Hauptbestandteil der bekannten Karlsbader und Marienbader Quellen; das sogenannte Karlsbader Salz enthält etwa 45 % Glaubersalz. — Es wird zu 10,0—15,0 pro dosi mit viel Wasser zusammen gegeben. — Ebenso das **Magnesium sulfuricum**, schwefelsaures Magnesium, Bittersalz (enthalten in den sogenannten Bitterwässern: Apenta, Friedrichshaller usw.); es wirkt etwas stärker als Glaubersalz; zu 10,0—15,0 g auf einmal in viel Wasser, am besten nüchtern des Morgens zu nehmen.

Tartarus depuratus, Cremor tartari, doppeltweinsaures Kalium, mildes Abführmittel. **Tartarus natronatus**, Kaliumnatriumtartrat, ebenso. Hierzu gehören auch die **Pulpa Tamarindorum**, Tamarindenmus, welche ihrem Gehalte an weinsaurem und anderen organischen Salzen ihre milde laxierende Wirkung verdankt.

Manna, der getrocknete Saft einer südlichen Eschenart; enthält in großen Mengen eine schwer resorbierbare Zuckerart, den **Mannit**; offizinell ist der **Sirupus Mannae**, besonders für Kinder geeignet.

In neuerer Zeit hat man **Agar-Agar**, den bekannten Gallertstoff, als Abführmittel verwertet; er wird nicht resorbiert und imbibiert sich im Darm mit Wasser, so daß er ein großes Volumen einnimmt und so die Peristaltik anregt. — **Regulin** ist ein Gemisch von trockenem Agar-Agar mit dem später zu erwähnenden Extrakte aus Cascara sagrada.

B. Abführende Pflanzenstoffe.

Bei einer Reihe zu dieser Gruppe gehöriger Substanzen hat man feststellen können, daß sie chemisch nahe miteinander verwandt sind; sie leiten sich alle von dem Anthrazen ab. Über die Wirkungsweise dieser und auch der anderen spezifischen Abführmittel ist nichts Genaueres bekannt. Man nimmt an, daß sie die Nerven in der Darmwand, von denen die Darmbewegung abhängt, in irgendeiner Weise reizen und in Tätigkeit versetzen. Bei den milderen von ihnen ist von einer anderen Einwirkung auf die Darmwandung nichts bekannt; die stärker abführenden, die sogenannten Drastika, rufen auch noch eine Exsudation von seröser Flüssigkeit aus der Darmwand hervor und können bei unvorsichtiger Anwendung leicht Entzündung verursachen. Resorbiert werden von allen diesen Substanzen stets nur geringe Mengen.

Zu den Anthrazenderivaten gehören folgende:

Radix Rhei, Rhabarberwurzel, von Rheum palmatum; von wirksamen Stoffen sind in ihr die Katharthin- und die Chrysophansäure gefunden worden. Viel gebrauchtes, mildes Abführmittel. Offizinell sind neben der Wurzel noch eine Reihe von Präparaten: Extractum Rhei, Pulver (zu 0,1—0,3), Extractum Rhei composit. (enthält noch Aloë und Jalape) und mehrere Tinkturen und Sirupe, welch letztere mehr als magenstärkende Mittel im Gebrauch sind.

Folia Sennae, die getrockneten Blätter von Cassia angustifolia, enthalten ebenfalls Katharthin- und Chrysophansäure; der Aufguß der Sennesblätter ist ein mittelstarkes, nach etwa 4 Stunden wirkendes Laxans. Die in Rheum und Senna enthaltene Chrysophansäure geht in den Harn über und kann dort nachgewiesen werden. Von den Sennesblättern gibt es mehrere offizinelle Präparate: Infusum Sennae compositum, das noch weinsaures Kalium und Mannit enthält; Electuarium e Senna, Sennalatwerge u. a.

Auch die Rinde des Faulbaums, Rhamnus frangula, Cortex Frangulae, enthält Katharthin und außerdem noch ein anderes, abführendes Anthrazenderivat: Emodin. Meist wird jetzt die als Cascara sagrada im Handel befindliche Rinde einer kalifornischen Rhamnusart gebraucht, und zwar als flüssiges Extrakt. Ein sehr mildes, für Kinder geeignetes Abführmittel stellt der Sirupus Rhamni catharticae (aus den Kreuzdornbeeren) dar.

Das wirksamste und am meisten gebrauchte von diesen Abführmitteln ist die „Aloe", worunter man den eingekochten Saft verschiedener südafrikanischer Aloearten versteht. Das wirksame Prinzip sind darin die Aloine. Aloe kann längere Zeit hintereinander ohne Schaden und ohne an Wirksamkeit zu verlieren gegeben werden. Offizinell sind außer Aloe noch das Extractum aloes und mehrere Tinkturen.

In Anlehnung an diese Gruppe sind in neuerer Zeit mehrere künstlich hergestellte Anthrazenderivate als Laxantien empfohlen worden; zu nennen wären das Exodin, das Phenolphthalein, unter dem Namen Purgen im Handel, und das Istizin.

Rezepte.

1. Infus. radic. Rhei 5:80,0
   Sirup. Mannae 20,0
   MDS. 2 stdlch. 1 Eßlöffel voll
   zu nehmen.

2. Infus. folior. Sennae 10,0 : 150,0
   Natrii sulf. 10,0
   Sirup. Sennae 30,0
   MDS. Stdlch. 1 Eßlöffel voll
   zu nehmen.

3. Aloës 10,0
   Sapon. jalapin. 5,0
   Spirit. qu. s. ut fiant pilulae 100,0
   Abends 2—3 Pillen zu nehmen.

Die bisher besprochenen gehören ihrer Wirkungsintensität nach zu den milden Abführmitteln; die folgenden müssen schon vorsichtig dosiert werden, da sie sonst leicht anhaltenden Durchfall oder Darmentzündung erzeugen können.

Gutti, Gummigutt, Harz aus hinterindischen Guttiferen; wird fast nur noch zusammen mit anderen Abführmitteln (z. B. als Pillen) verordnet. Maximaldosis: 0,3! pro dosi, 1,0! pro die. Besser ist das Podophyllin, aus Podophyllum peltatum; etwa 0,02—0,05 meist in Pillen.

Tubera Jalape, Wurzelknollen einer mexikanischen Convonvulacee; das Wirksame darin ist das Konvolvulin. — Jalape ist ein ziemlich kräftiges Drastikum, das schon nach ein paar Stunden abführt. — Offizinell sind außer den Wurzelknollen noch die Resina Jalape, der alkoholische Auszug der Tubera, und die Jalapeseife, Sapo jalapinus, aus Resina Jalape und Sapo medicatus zu gleichen Teilen. — Ebenfalls aus einer Convolvulacee stammt dac Skammoniumharz; bei uns nicht offizinell. — Die Eselsgurke, Momordica Elaterium, eine Cucurbitacee, enthält einen so heftig abführenden und Entzündung erregenden Stoff, daß sie nicht mehr im Gebrauch ist. — Gleichfalls stark drastisch, aber doch noch gut brauchbar, sind die Früchte einer anderen Kürbisart, die Fructus Colocynthidis, Koloquinthen. Offizinell sind außer den Früchten (Maximaldosis 0,3!—1,0!) das spirituöse Extractum Colocynthidis (Maximaldosis 0,05!—0,15!) und die Tinctura Colocynthidis (Maximaldosis 1,0!—3,0!).

Eine besondere Stellung unter den pflanzlichen Abführmitteln nehmen das Rizinus- und das Krotonöl ein; bei beiden ist das Wirksame die aus ihnen im Darm sich abspaltende freie Fettsäure.

Oleum Ricini, aus den Samen der gemeinen Rizinuspflanze durch Auspressen gewonnen; sehr mildes auch für Kinder geeignetes Laxans; 5—15 g pro dosi.

Dagegen ist das Oleum Crotonis das stärkste Abführmittel, das wir haben; es darf nur in sehr kleinen Mengen und in starker Verdünnung gegeben werden. — Das Öl wird gewonnen aus den Samen von Croton tiglium, einer ostindischen Euphorbiacee.

Rezepte.

1. Extract. aloës
   Sapon. jalap. ãã 5,0
   m. f. pil. 90
   S. Abends 2 Pillen zu nehmen.

2. Extract. Colocynthidis 0,3
   Extract. aloes
   Sapon. jalapin. ãã 1,5
   m. f. pilul. XXX.
   S. Abends 1—2 Pillen.

3. Olei Ricini 15,0
   Gummi arab. q. s. ut fiat emulsio cum
   Aqu. dest. 50,0
   S. 1—2 Eßlöffel.

An die Gruppe der in mehr oder minder kleinen Mengen durch direkte Beeinflussung der Darmbewegung abführenden Mittel schließen sich noch folgende beiden Substanzen an:

Kalomel, Quecksilberchlorür, HgCl. — Alle Quecksilbersalze rufen, wie man besonders bei Vergiftungen mit solchen beobachtet, eine Beschleunigung der Peristaltik hervor; die wasserlöslichen, gut resorbierbaren Quecksilberverbindungen können aber ihrer Giftigkeit wegen nicht benutzt werden. — Von dem unlöslichen Kalomel wird aber nur sehr wenig resorbiert, so daß es in kleinen Dosen als mildes Abführmittel dient; in größeren kann es natürlich ebenfalls zu Vergiftungserscheinungen führen. — Dosis etwa 0,05—0,3 für Erwachsene als Pulver. — Dem Kalomel wird auch eine antiseptische, fäulniswidrige Wirkung auf das Darminnere zugeschrieben.

Sulfur, Schwefel, wird im Magen nicht verändert; im alkalischen Darmsaft wird ein kleiner Bruchteil des Schwefels in reizendes und ätzendes Natriumsulfhydrat ($Na_2 S$) verwandelt und dieses bewirkt eine Verstärkung der Darmbewegung. Der dieser Umwandlung unterliegende Bruchteil der eingeführten Menge ist um so größer, in je feiner verteilter Form der Schwefel benutzt worden ist. — Die offizinellen Flores sulfuris bzw. der Sulfur depuratum sind die nicht sehr feinen, daher am meisten gebrauchten Präparate (Dosis etwa 0,5—2,0); von dem Sulfur präcipitatum dürfen nur erheblich kleinere Mengen gegeben werden. — Schwefel darf nicht für längere Zeit gegeben werden.

Anhang.

4. Wurmmittel (Anthelminthika).

Die zur Entfernung von Eingeweidewürmern gebräuchlichen Mittel sollen hier unter den Darmmitteln erwähnt werden, trotzdem ihre Wirkung sich nicht auf den Darm, sondern auf die darin befindlichen Parasiten richtet, die von den Substanzen getötet werden sollen. Die Wahl des anzuwendenden Anthelminthikums richtet sich nach der Spezies des Wurmes, da nicht alle Mittel gegen alle Würmer wirksam sind. — Da durch das Medikament die Parasiten meist nicht getötet, sondern nur betäubt werden, muß man auch noch ein Abführmittel hinzugeben, um die jetzt widerstandsunfähigen Tiere nach außen zu befördern. — In Betracht kommen beim Menschen Nematoden (Spulwürmer) und Cestoden (Bandwürmer).

Filix mas, Wurmfarn; das Rhizom, der Wurzelstock, enthält als wirksames Prinzip die Filixsäure. — Offizinell sind außer dem Rhizom noch das ätherische Extractum Filicis, das zu 3—5,0 g am besten in Gelatinekapseln gegeben wird. In neuerer Zeit wird der wirksame Bestandteil unter dem Namen Filmaron in den Handel gebracht. — Bei Wurmkuren mit Filixextrakt sind mehrfach schwere Vergiftungen (Benommenheit, Krämpfe, Durchfall, Sehstörungen) beobachtet worden, die sogar zu dauernder Blindheit oder zum Tode führten. Die Gefahr solcher Vergiftung soll besonders groß sein, wenn man Rizinusöl als Abführmittel gibt; dies ist daher zu vermeiden und durch die salinischen Abführmittel zu ersetzen. — Der Wurmfarn ist gegen alle Eingeweideparasiten wirksam, wird meist aber nur gegen Bandwürmer verordnet.

Cortex Granati, die Rinde des Granatbaumes, enthält das Alkaloid Pelletierin, das schon in sehr kleinen Mengen Cestoden zu töten vermag. — Man gibt die Rinde als Mazerationsdekokt in größerer Dosis (30,0 g und mehr).

Flores Koso, die Blüten einer abessynischen Rosacee, müssen in ziemlich großen Quantitäten (15,0—30,0 g), am besten in Pastillenform komprimiert, genommen werden.

Kamala, die Büschelhaare einer ostindischen Euphorbiacee, zu 5—10,0 g. — Nicht offizinell sind die Betelnüsse, Nuces Arecae, die Samen einer philippinensischen Palme; in ihrer Heimat werden sie hauptsächlich als Mund- und Zahndesinfiziens gekaut; der sich beim Kauen rotfärbende Speichel wird in vermehrter Menge abgeschieden. — Die Nüsse enthalten ein sehr wirksames Alkaloid, das als **Arecolinum hydrobromicum** offizinell und als die Pupillen verengerndes Mittel und viel in der Tierheilkunde im Gebrauch ist. — Zum Abtreiben von Bandwürmern benutzt man besser die Nüsse zu etwa 10—15,0 g.

Flores Cinae, Zitwersamen; die Blütenknospen einer ostasiatischen Artemisiaart; der wirksame Bestandteil in ihnen ist das Santonin, das bei unvorsichtiger Darreichung eigenartige Vergiftungserscheinungen (Gelbsehen, Rauschzustand), bei Kindern starke Krämpfe hervorbringt. — Offizinell sind **Flores Cinae** (zu 0,5—5 g) und das **Santoninum**, am besten als **Pastilla Santonini** mit einem Gehalt von 0,025 g in jeder Pastille; die Maximaldosis des Santonins ist 0,1! pro dosi, 0,3! pro die. — **Santonin wirkt nur gegen Nematoden.**

5. Emollientia (Einhüllende Mittel).

Zu dieser Gruppe gehört eine große Zahl aus Pflanzen stammender Stoffe, die alle das Gemeinsame haben, daß sie wie Gummi oder Stärke in Wasser nicht eigentlich löslich, sondern nur quellbar sind; sie sind demnach kolloide Substanzen. — Alle derartigen Stoffe haben die Fähigkeit, scharfschmeckende, besonders stark saure Körper für den Geschmack weniger unangenehm zu machen; sie stumpfen ab. Im Darm wirken sie infolge dieser abstumpfenden Eigenschaft lindernd bei Reizzuständen. — Ferner werden nachgewiesenermaßen stark wirkende chemische Substanzen viel langsamer im Darm resorbiert, wenn man sie mit solchen kolloiden Stoffen zusammen verabreicht, was bei vielen Medikamenten, z. B. Opium, von Nutzen sein kann. — Eine gewisse Menge von Emollientien nimmt man schon in vielen Nahrungs- und Genußmitteln zu sich, z. B. im Obst, Wein, Bier usw. — Medizinal sind folgende viel in Gebrauch:

Gummi arabicum, aus Acaciaarten, wird häufig in Form des **Mucilago Gummi** (1 Teil Gummi auf 2 Teile Wasser) zu sauren Medizinen hinzugefügt. — **Gummi Tragacanthae**, aus Astragalusarten gewonnen, wird fast nur als Mittel zur Pillenbereitung verwendet.

Lichen islandicus, isländische Flechte, und **Carrageen**, isländisches Moos, wurden früher vielfach bei Lungenschwindsucht verordnet (s. auch o. bei Amara); außer dem Bitterstoff enthalten sie nur Schleim, der allenfalls bei etwa vorhandenen Durchfällen nützen könnte.

Tubera Salep, die Wurzelknollen verschiedener Orchideen, für sich (im Dekokt) oder als Zusatz zu anderen Darmmitteln; offizinell auch Mucilago Salep (1 Teil Salep auf 100 Teile Wasser).

Radix Althaeae, Eibischwurzel; für sich als kalt bereiteter Auszug (etwa 10:100 Wasser) oder als einhüllendes Mittel bei scharfen Medikamenten. — Ebenso der **Sirupus Althaeae**.

Radix Liquiritiae, Lakritzenwurzel; von Glyzyrrhiza glabra, enthält neben Zucker und Eiweiß, die ebenfalls im gewissen Sinne Emollientien sind, noch die kolloidale Glyzyrrhyzinsäure. — Außer der Wurzel sind noch offizinell der **Succus Liquiritiae**, der **Succus Liqu. depuratus** und **Pulvis gummosus** (Gummiarab. 5, Rad. liqu. 3, Sacchar. 2).

Es ist nachgewiesen, daß durch den Zusatz der genannten Mittel die Dialysierbarkeit nicht beeinflußt wird, d. h., daß beispielsweise, wenn man ein Emolliens zu einer Lösung eines Antiseptikums hinzusetzt, dieses dadurch nicht festgehalten wird und nichts von seiner Desinfektionskraft verliert. — Rationell wäre es daher auch u. a., schlechtschmeckende Munddesinfizienzien durch einen solchen sehr billigen Zusatz brauchbarer zu machen.

X. Expektorantien.
(Auswurf befördernde Mittel)

Die Expektorantien werden angewendet, wenn bei einer katarrhalischen Entzündung der Luftwege die Schleimsekretion stockt, so daß trotz starken Hustens wenig herausbefördert wird, oder wenn zwar reichlich Schleim abgesondert wird, die Hustentätigkeit aber gering ist, und es infolgedessen zu einer Stauung des schleimigen Auswurfes gekommen ist. — Zu den Mitteln, die eine stärkere Sekretion anzuregen vermögen, gehören vor allem die neutralen und alkalischen Salze, die verschiedenen alkalischen Brunnenwässer; das in diesen enthaltene Kochsalz und besonders das Natriumkarbonat macht zähen Schleim leichter löslich und regt wohl auch direkt die Schleimproduktion an. — Einen ähnlichen, die Sekretion steigernden Einfluß schreibt man auch dem Jodkali, Kalium jodatum, zu. — Bei dem Gebrauch der meist warm getrunkenen Brunnenwässer kommt auch der direkte lösende Einfluß in Betracht, den solche Flüssigkeiten auf die katarrhalische Schleimhaut im Rachen und am Kehlkopfeingang ausüben. — Auch von den schon besprochenen Schleimstoffen wird eine sekretionsverstärkende Wirkung behauptet. — Als die Hustentätigkeit direkt anregend sind hauptsächlich folgende Mittel im Gebrauch:

Ammoniak und Ammoniakpräparate. — Offizinell sind: **Ammonium carbonicum**, Sal volatile; nicht so gut wie der **Salmiak**, Chlorammonium NH_4HCl, in Lösung zu mehreren Gramm täglich, oder der **Liquor ammonii anisatus** (1 Teil Anisöl, 5 Teile Liqu. ammon. caustici [$10^0/_0$] und 2 Teile Spiritus). — Die Ammoniakpräparate werden auch, besonders wegen ihres scharfen Geruches, als milde Exzitantien angewendet.

Alle Mittel, die das Atmungszentrum erregen, sind dadurch Expektorantien, da ja die verstärkte Bewegung der Atmungsmuskulatur im wesentlichen dasselbe leistet wie ein Hustenstoß. Deshalb sind auch die Exzitantien und Analeptika, die außer der Zirkulation auch die Atmung anregen, als solche verwendbar. — Es gibt aber auch einige Mittel, deren hauptsächlichste Wirkung eine Erregung des Atmungszentrums ist; zu nennen ist hier das **Lobelin**, das wirksame Prinzip der **Lobelia inflata**; offizinell sind die **Herba Lobeliae**, Maximaldosis 0,1! pro dosi, 0,3! pro die, und die **Tinctura Lobeliae**, Maximaldosis 1,0! pro dosi, 3,0! pro die. — Lobelia ist auch bei Bronchialasthma von Nutzen, da es den Krampf der Bronchialmuskeln beseitigt. — Auch alle **Brechmittel** wirken in kleinen Dosen expektorierend. — Die **Radix Senegae**, von Polygala Senega, und die **Cortex Quillajae**, Seifenrinde, von Quillaja saponaria, enthalten scharfe, reizende, Sekretion anregende Stoffe (sog. Saponine), die ebenfalls mit Vorteil angewendet werden können. — Außer der Senegawurzel ist noch der Sirupus Senegae offizinell (1 : 25). — Als Expektorans dient ferner das Terpentinöl, bzw. das **Terpinum hydratum**.

Rezepte.

1. Ammonii chlorati 5,0	2. Tincturae Lobeliae 5,0
Succ. liquir. depur. 15,0	Sirup. simpl. 5,0
Aqu. dest. ad 180,0	Aqu. dest. 10,0
MDS. 3 stdlch. 1 Eßlöffel.	MDS. 2 stdlch. 10 Tropfen.

3. Decoct. rad. Senegae 10 : 150,0
Liquoris Ammonii anisati 10,0
Sirup. Althaeae 30,0
MDS. 2 stdlch. 1 Eßlöffel.

XI. Tonika.

Unter diese Gruppe kann man eine Reihe von Substanzen subsumieren, deren Anwendung als gemeinsamen Zweck die Verbesserung der Ernährung des Gesamtkörpers, die Erzielung einer höheren Widerstandsfähigkeit des Organismus gegen äußere schädliche Einflüsse hat. — Mehrere derartig wirkende Körper haben wir schon gelegentlich an anderen Stellen (z. B. das Chinin) kennen gelernt, hier soll von denjenigen die Rede sein, deren **wesentliche** arzneiliche Wirkung eben die „tonisierende" ist.

1. Eisenpräparate. (Martialia.)

Das Eisen ist ein normaler Bestandteil aller tierischen und menschlichen Gewebe; besonders wichtig ist es im Blute, wo es in dem Hämoglobin enthalten ist, also dem Bestandteil der roten Blutkörperchen, dem die Versorgung des Organismus mit Sauerstoff obliegt. — Der Mensch scheidet täglich etwa 10—15 mg Eisen aus, welches aus den abgenutzten, zugrunde gegangenen roten Blutkörperchen und anderen Zellen stammt; in der gewöhnlichen gemischten Nahrung ist aber bei weitem mehr Eisen enthalten, so daß der tägliche Verlust überreichlich gedeckt werden kann. — Bei manchen Krankheiten, die sich hauptsächlich durch veränderte Blutbeschaffenheit offenbaren, z. B. Chlorose, genügt indessen diese Zufuhr in der Nahrung nicht, sondern erst eine medizinale Darreichung von Eisen bewirkt eine *häufig sehr schnell und sicher eintretende Besserung.* — Über die Art und Weise, in welcher das Eisen hier wirkt, ist man noch durchaus im Unklaren; meist wird angenommen, daß es auf die blutbildenden Organe einen Reiz ausübt und sie (zumal das Knochenmark) zu einer lebhafteren Tätigkeit veranlaßt. — Im Blut und auch in der Nahrung ist das Eisen in eigenartig chemisch (,,organisch") gebundener Form vorhanden, so daß es durch die gewöhnlichen Eisenfällungsmittel nicht betroffen wird. Es liegt nun nahe, auch das medizinal angewendete Eisen in einer solchen Form zu verabreichen, besonders da auch nachgewiesen ist, daß im Darm eben nur solches, organisch gebundenes in nennenswerter Menge resorbiert wird, in das Blut gelangt, während von den salzartigen (,,ionalen") Eisenverbindungen im Tierexperiment fast alles in den Magen eingeführte Metall sich wieder in dem Kot vorfand. Außerdem haben die letztgenannten Verbindungen auch noch den Nachteil, daß sie in stärkeren Konzentrationen ätzen und deshalb bei unvorsichtiger Darreichung Magenbeschwerden und Darmkatarrh verursachen können. Doch läßt sich dieser Übelstand durch geschickte Dosierung vermeiden, und die klinische Erfahrung hat bewiesen, daß auch die ionalen Eisenpräparate bei Chlorose meist sehr nützlich sind; wahrscheinlich reichen die Spuren, die von ihnen ins Blut aufgenommen werden, aus, um die gedachte Reizwirkung hervorzubringen. —

Erwähnt sei, daß man annimmt, Chlorose begünstige das Entstehen von Zahnkaries bei jugendlichen Individuen. Eine Beseitigung der Chlorose wird dann auch günstig auf die Zahnkrankheit einwirken. — Von den vielen gebräuchlichen Eisenverbindungen seien hier nur folgende genannt:

Ferrum reductum, metallisches Eisen in sehr fein gepulverter Form.

Ferrum carbonicum saccharatum, zuckerhaltiges Eisenkarbonat ($10^0/_0$ Eisen enthaltend); in Wasser unlöslich.

Ferrum sesquichloratum und Liquor ferri sesquichlorati (Eisenchlorid und offizinelle Eisenchloridlösung mit ca. $10^0/_0$ Eisen).

Ferrum sulfuricum, Eisensulfat, in Wasser löslich, gebraucht zur Anfertigung der bekannten Blaudschen Pillen.

Extractum ferri pomatum und Tinctura ferri pomata, apfelsaures Eisen enthaltend.

Tinctura ferri chlorati aetherea, aus dem Liquor ferri sesquichlorati und Alkohol und Äther bereitet.

Von den vielen im Handel angepriesenen, organisch gebundenes Eisen enthaltenden Präparaten sei hier nur das Ferratin erwähnt, das sich leicht aus Tierlebern gewinnen und auch künstlich darstellen läßt; es wird gut resorbiert und gut vertragen. Weniger gut sind die verschiedenen Hämoglobinpräparate, die also den eisenhaltigen Blutbestandteil (aus Rinderblut gewonnen) in mehr oder weniger veränderter Form enthalten. Sie werden durch den sauren Magensaft stark verändert, so daß sie dann leicht Magenbeschwerden verursachen. — Im allgemeinen ist wohl anzunehmen, daß das, was therapeutisch nicht mit einem der einfachen Eisenpräparate oder mit dem ebenfalls billigen Ferratin zu erreichen ist, auch mit den teuren anderen Präparaten nicht erzielt wird.

Die löslichen Eisenverbindungen vermögen Eiweiß aus seinen Lösungen zu fällen, indem sie Eisenalbuminate bilden. Kommen sie mit Blut in Berührung, so bringen sie es zur Gerinnung. — Die auf diesen Eigenschaften beruhende Verwendung dieser Präparate als Ätzmittel, Hämostatika und auch ihre adstringierende Wirkung werden an den betreffenden Stellen besprochen werden.

Rezepte.

1. Ferri reducti 10,0
   Pulver. rad. gentianae et Extract.
     gent. ꝶ 5,0
   m. f. pilul. 100
   S. 3 mal täglich 1 Pille nach dem
   Essen.

2. Extracti ferri pomati 5,0
   Pulv. rad. Althaeae 10,0
   m. f. pilul. 50,0
   S. 3mal täglich 2 Pillen.

3. Ferratini 0,3
   Sacchari 0,5
   m. f. p. d. tal. dos. X
   2mal täglich 1 Pulver zu nehmen.

(Man vermeide es, die löslichen Eisenverbindungen innerlich zu geben,
da sie die Zähne augreifen sollen.)

2. Arsenpräparate.

Von den Wirkungen, die das Arsen auf den menschlichen
und tierischen Organismus ausübt, sind die toxischen, bei Vergiftungen beobachteten, gut bekannt, dagegen weiß man von der
Art, wie die arzneiliche Wirkung, die die Arsenpräparate besitzen, zustande kommt, wenig genaues. Man nimmt auch hier
an, daß Arsen auf viele Zellen, besonders in lebenswichtigen
Organen, einen Reiz ausübt und sie zu lebhafterer Tätigkeit veranlaßt; hierdurch kann dann eine Verbesserung der Ernährung
und des Gesamtzustandes eintreten. Man ist zu dieser Annahme
um so mehr berechtigt, weil man bei der Vergiftung solche Reizung mit Sicherheit nachweisen und sogar zeigen kann, daß die
Vergiftung zum größten Teil durch übermäßig starke Reizung
und dadurch bedingten Zerfall von Zellen verursacht ist. — Arzneiliche Wirkung und die Zerstörung durch Vergiftung wären
demnach Zeichen der gleichen, nur in ihrer Intensität, je nach
der eingebrachten Menge verschieden sich äußernden Beeinflussung der Zellen — eine Annahme, die ja an sich sehr viel Wahr-
scheinlichkeit für sich hat (s. auch in der Einleitung).

Therapeutisch verwendet man die Arsenikalien bei hart-
näckigen Chlorosen und sonstigen Bluterkrankungen für sich
allein oder mit Eisen zusammen; ferner bei verschiedenen Drüsen-
erkrankungen, gegen Nervenschwäche (auch gegen Neuralgien)
und gegen einzelne chronische Hautaffektionen. (Die Verwendung
als Ätzmittel siehe an anderer Stelle.)

Folgende Präparate werden benutzt:

Acidum arsenicosum, Arsenik, arsenige Säure, weißes
Pulver, Maximaldosis; 0,005! pro dosi, 0,015! pro die. — Meist
in Pillenform verordnet.

Liquor Kalii arsenicosi, enthält 1% arsenige Säure
(auch Fowlersche Lösung genannt). Maximaldosis 0,5! pro dosi,
1,5! pro die. — Als besonders gut wirksam werden auch hier
wieder die Präparate angepriesen, die das Arsen organisch gebunden enthalten. Von den vielen derartigen Verbindungen sei
hier das Natrium cacodylicum erwähnt.

Viel gebraucht werden, besonders gegen allgemeine Schwächezustände, Anämie usw. die arsenhaltigen Brunnen; derartige Quellen besitzen die Badeorte **Kudowa** (Schlesien), **Roncegno** und **Levico** (beide in Südtirol); in diesen Quellen ist neben Arsen auch Eisen enthalten.

Wegen ihrer Häufigkeit sei hier kurz die Arsenvergiftung in ihren Hauptsymptomen geschildert. — Bei der **akuten** Vergiftung sind gewöhnlich Magen- und Darmerscheinungen das erste und wichtigste Zeichen; es treten bald nach der Einnahme des Giftes Erbrechen, Leibschmerzen (auch starke Schmerzhaftigkeit des Unterleibes auf mechanischen Druck) und Durchfälle auf; letztere werden später blutig: Die Zirkulation leidet sehr bald, der Blutdruck sinkt und die Kranken gehen an Kollaps zugrunde. Bei rasch verlaufenden Fällen ähnelt das ganze Krankheitsbild dem der Cholera. — Tritt der Tod nicht so schnell ein, so beobachtet man noch Nierenentzündung und Lebervergrößerung (verbunden mit Schmerzhaftigkeit); bei der Sektion werden dann Blutungen in Magen und Darm, Degenerationen im Herzmuskel, den Nieren und der Leber gefunden. — Wird der Kranke gesund, dann zeigen sich manchmal Lähmungserscheinungen verschiedener Nerven, besonders am Vorderarm. — Bei der **chronischen** Vergiftung ist ebenfalls der Magen und Darm affiziert; ferner treten Lähmungen, allgemeine Schwäche und Hauterkrankungen auf. — Die Therapie der akuten Vergiftung besteht hauptsächlich in der Herausschaffung des Giftes; sonst ist nur den Symptomen entsprechend zu verfahren.

Rezepte.

1. Acidi arsenicos. 0,1	2. Liquoris Kal. arsenicos. 10,0
Piperis nigr. pulv. 3,0	Aquae Menthae 15,0
Pulv. rad. Gent. et Extract.	MDS. 3mal täglich 5 Tropfen,
Gent. āā 3,5	steigend bis 3 mal täglich
m. f. pilul. 100	15 Tropfen zu nehmen.
3mal tägl. 1 — 2 Pillen zu nehmen.	

In neuerer Zeit haben einige Präparate, die das Arsen in organischer Bindung enthalten, große Bedeutung für die Therapie gewonnen. Den Ausgangspunkt dieser Bestrebungen bildete das sog. Atoxyl; dieses war von **Thomas** und besonders von **R. Koch** als ein Spezifikum gegen gewisse, durch Trypanosomen hervorgerufene tropische Erkrankungen erkannt worden (z. B. bei der Schlafkrankheit). Die chemische Konstitution des Atoxyls wurde durch **P. Ehrlich** und **Bertheim** aufgeklärt und dies ermöglichte dann die weitere Erforschung der

Gruppe, die sich auch als wirksam bei anderen, durch tierische Parasiten hervorgerufenen Krankheiten (Spirillosen, Spirochaetenerkrankungen) erwiesen hatte. Zuerst wurde das Arsazetin (Azetylatoxyl) dargestellt, das noch wirksamer als das Atoxyl, aber auch noch zu giftig war; die toxischen Wirkungen dieser Körper sind nur in geringerem Grade die der anorganischen As-Verbindungen, hauptsächlich betreffen sie Nervensystem (und Auge) und Zirkulation. — Ehrlich und seine Mitarbeiter stellten in systematischem, zielbewußten Aufbau chemische Substanzen dar, die in immer steigendem Maße die gewünschten Eigenschaften (hohe Affinität zu den parasitischen Trägern der Infektion verbunden mit möglichst geringer Affinität zu den normalen Organzellen) besaßen. Schließlich gelangten sie so zur Synthese des Salvarsans (Dioxydiamidoarsenobezol). — Es ist hier nicht die Stelle, um auf die Erfolge einzugehen, die mit Salvarsan bei der Bekämpfung aller syphilitischen Krankheitserscheinungen erzielt worden sind; sicher ist, daß es in vielen Fällen gelingt, durch frühzeitige Anwendung die sonst so schwer zu heilende Krankheit von vorneherein zu kupieren. — Ebenso wie bei anderen Spirillosen (z. B. Rückfallfieber) hat man in den letzten Jahren Salvarsan auch gegen Alveolarpyorrhoe verwendet (W. Kolle und Beyer); wie viele Autoren berichten, haben sie sowohl mit der lokalen Anwendung, wie mit intravenöser Injektion ganz vorzügliche Erfolge erzielt. Andere urteilen weniger günstig.

Angewendet wird das Salvarsan gegen Alveolarpyorrhoe in Form des Neosalvarsans, 0,3 ein- bis zweimal intravenös, ev. zugleich Einbringen von Neosalvarsan (1:10 Glyzerin) in die Zahnfleischtasche.

3. Phosphor.

Phosphor ist in noch höherem Maße als Eisen ein wichtiger Bestandteil des Organismus, da in jedem Eiweißmolekül Phosphor organisch gebunden ist; ferner bildet phosphorsaurer Kalk den wichtigsten anorganischen Bestandteil der Knochen.

Therapeutisch verwertet wird der Phosphor fast ausschließlich bei Rachitis, der bekannten Knochenerkrankung des kindlichen Alters. — Phosphorsaure und unterphosphorigsaure Salze werden als allgemein „tonisierende" Präparate (wahrscheinlich nicht mit Recht) empfohlen.

Phosphor existiert in drei physikalisch verschiedenen Formen, arzneilich wirksam (und auch giftig) ist nur der weiße oder gelbe Phosphor. .

Phosphorus, Maximaldosis 0,001! pro dosi, 0,003! pro die; in Öl gelöst zu geben.

Calcium phosphoricum, Kalziumphosphat, in Wasser wenig löslich, als Pulver zu 0,5—3,0 mehrmals täglich, am besten in Milch. — Nicht offizinell sind Sirupus hypophosphitum und Calcium glycerinophosphoricum.

Der Phosphor wird häufig in Lebertran gelöst verordnet; dieser (Oleum jecoris aselli) gilt auch selbst als tonisierendes Mittel.

Bei akuter Phosphorvergiftung (früher sehr häufig als Selbstmordversuch mit Hilfe der Phosphorzündhölzchen, jetzt infolge des Verbots der Verarbeitung der giftigen Modifikation seltener geworden) kann, wenn große Mengen resorbiert worden sind, der Tod schon nach ein paar Stunden an Lähmung der Zirkulation erfolgen. Meist dauern die Vergiftungserscheinungen (Erbrechen, Durchfälle, Gelbsucht, Lebervergrößerung, dann Leberschwund, allgemeine Schwäche) mehrere Tage, bis schließlich, häufig nach scheinbarer Besserung der Tod eintritt. — Für den Zahnarzt wichtig ist die chronische Phosphorvergiftung, die die Arbeiter in Phosphorfabriken befällt; in Deutschland ist diese Erkrankung selten geworden und dürfte wohl ganz verschwinden, da seit dem Jahre 1907 die Verarbeitung der weißen oder gelben giftigen Modifikation untersagt ist. — Die wichtigsten Symptome der Krankheit sind folgende: Zuerst macht sich starker Speichelfluß bemerkbar, dann treten Geschwüre am Zahnfleisch auf und später kommt es zu eitriger Periostitis des Kiefers, die oft zu sehr ausgedehnten Nekrosen der Kiefer, mit Vorliebe des Unterkiefers, führt; aber auch vom Oberkiefer sind schwere Erkrankungen bekannt geworden. — In leichteren Fällen ist verbreitete Zahnkaries gesehen worden. — Die Therapie der akuten Vergiftung besteht in Entfernung des Giftes (am besten durch Magenspülung; als Brechmittel Cupr. sulfuricum) und Darreichung von salinischen Abführmitteln (nicht Rizinusöl). Sonst symptomatisch. — Die Kiefernekrose bei der chronischen Vergiftung muß chirurgisch behandelt werden.

XII. Mittel, die den Stoffwechsel beeinflussen.

Im vorhergehenden Kapitel haben wir bereits einige Mittel kennen gelernt, deren eigenartige Wirkung auf einzelne Organe und Organsysteme wir auf eine durch sie hervorgebrachte Änderung im Stoffwechsel beziehen. Im folgenden sollen Mittel besprochen werden, denen man ebenfalls einen Einfluß auf den Stoffwechsel, auf den Ablauf der Lebensfunktionen im Gesamtorganismus zuerkennt; von ihnen erwartet man deswegen eine günstige Abänderung des Verlaufes aller derjenigen Beschwerden und Krankheiten, die man von einer pathologischen Beschaffenheit des gesamten Organismus herleitet.

Das einfachste Mittel, eine Änderung im Stoffwechsel hervorzurufen, ist Wasser. Abgesehen davon, daß Wasser bei einer systematischen Trinkkur (die Brunnenkuren in vielen Badeorten sind weiter nichts als solche Trinkkuren reinen Wassers) die Schleimhaut des Rachens und des Magens rein physikalisch reinigt und dadurch zu stärkerer Tätigkeit anregt, verursacht es, nachdem es resorbiert ist, eine starke Durchspülung der Gewebe und einen beschleunigten Zerfall von Organeiweiß, kenntlich an der vermehrten Stickstoffausscheidung im Harn; nach einiger Zeit gleicht sich jedoch dieser Zustand wieder aus, trotz andauernder Wasserzufuhr. Man hat deswegen die anfängliche Vermehrung des Stickstoffes im Harn auf den vermehrten Zerfall bereits fast verbrauchter oder krankhafter Zellen und Zellbestandteile bezogen, an deren schnellerer Herausschaffung der Körper ja sicherlich ein großes Interesse hat. — Noch besser als reines Wasser wirken in den gedachten Richtungen die Salzwässer, das sind im wesentlichen dünne Lösungen des Chlornatriums, des Kochsalzes, häufig mit einem kleinen Gehalt an Natriumbikarbonat, die außerdem noch mit mehr oder weniger großen Mengen von Kohlensäure imprägniert sind. Die Salze und die Kohlensäure üben einen gewissen günstigen Reiz auf die Magenschleimhaut aus und werden im Darm ziemlich schnell resorbiert. In den Kreislauf gelangt, wirken sie diuretisch (s. o.), beeinflussen den Stickstoffgehalt des Körpers in der gleichen Hinsicht wie das Wasser und bringen überdies auch einen Wechsel in dem Salzbestand der Organe hervor, die ebenfalls als anorganische Salze im wesentlichen Kochsalz und Natrium bicarbonicum enthalten. Der Zusammenhang ist hier folgender: Wie schon früher gelegentlich erwähnt, hat das Blut normal einen ganz bestimmten Gehalt an anorganischen Salzen, der unter allen Bedingungen ungefähr der gleiche bleibt; unter diesen Salzen ist das Chlornatrium das bei weitem vorherrschende. Man hat deshalb eine etwa 0,9 $^0/_0$ige Kochsalzlösung, in der z. B. auch die roten Blutkörperchen unverändert bleiben, als physiologische Kochsalzlösung bezeichnet. Dringen nun größere Mengen von Na Cl (oder anderer Salze) in das Blut ein, so bedingt das sofort einsetzende Ausgleichsbestrebungen des Organismus, die zum größten Teile in vermehrter Ausscheidung (Niere, Haut), z. T. aber auch in einem Austausch zwischen kreisender Flüssigkeit und Organen sich äußern; der Salzbestand der Organe wechselt schneller als normal. Noch größer ist dieser Wechsel bei der Zufuhr körperfremder Salze, z. B. der Salze des Kaliums; hier kann durch deren Einfluß viel mehr Kochsalz mit dem Harne ausgeschieden werden, als in der Nahrung eingeführt wird; da nun der menschliche und tierische Organismus unbedingt einen bestimmten Gehalt an Kochsalz zu seinem Bestehen nötig hat, muß dann dieses in irgendeiner Form geboten werden. Hieraus erklärt sich u. a. der „Salzhunger" der Pflanzenfresser, die mit ihrer Nahrung hauptsächlich Kaliumsalze zu sich nehmen — Außer diesen, allen Salzlösungen in mehr oder weniger großem Maße eigenen Wirkungen (über die abführenden Salze s. o.), besitzen viele noch eine ihrer besonderen Zusammensetzung entsprechende, eigenartige oder spezifische, ebenfalls auf den allgemeinen Stoffwechsel gerichtete; am bemerkenswertesten von diesen sind die

1. Jodverbindungen.

Die gebräuchlichste Jodverbindung ist das Jodkali, Kalium jodatum; es ist in Wasser leicht löslich, wird sehr schnell resorbiert und zum größten Teil auch schnell wieder ausgeschieden, u. zw. nicht nur im Harn, sondern auch in den Drüsensekreten, z. B. dem Speichel und in der Nasenschleimhaut; an der letztgenannten Stelle zeigt sich oft auch das erste Symptom des Jodismus, der bei längerem Gebrauch auftretenden Vergiftung, in Gestalt des Jodschnupfens; an der Nasenschleimhaut wird Jod frei nnd erzeugt dort durch Reizwirkung eine Entzündung. Gelegentlich hat man den Jodismus unter mumpsähnlichen Erscheinungen auftreten sehen. Auch an den Hautfollikeln findet man dann aus dem gleichen Grunde Entzündungserscheinungen. Ferner findet man heftigen Kopfschmerz. — Von der starken Umstimmung des Stoffwechsels durch die Jodsalze macht man vor allem bei der Syphilis Gebrauch, die ja ganz vorzugsweise eine konstitutionelle Erkrankung, eine Krankheit des Gesamtorganismus ist; am besten wirkt das Jod hier bei den späteren Syphilisformen, im sogenannten tertiären Stadium. Besonders günstig ist auch die Einwirkung des Jods bei Arterienerkrankungen (Arteriosklerose). Ferner beschleunigt Jodkali die Resorption, das Verschwinden entzündlicher Ausschwitzungen, bringt häufig chronisch geschwollene Lymphdrüsen auf ihre normale Größe zurück, wird als Expektorans und gegen Asthma (s. o.) gebraucht; bei chronischer Metallvergiftung (z. B. bei Blei und Quecksilber) soll es die Ausscheidung des Metalls beschleunigen, auch bei Aktinomykose des Mundes ist es angeblich von Nutzen gewesen. — An Stelle des Jodkaliums wird von manchen, um die Kaliumwirkung (Herzschwächung) zu vermeiden, Jodnatrium empfohlen; es ist wohl ungefähr ebenso wirksam, hat aber kaum Vorzüge vor dem billigeren Jodkali. — Das freie Jod wird in Form von Kristallen (Einbringen in Wurzelkanäle, Abszesse usw.). als Jodtinktur (Lösung von Jod in Alkohol) oder als Lugolsche Lösung (Jod in Jodkaliumlösung) äußerlich verwendet; die viel geübten Pinselungen der äußeren Haut mit Jodtinktur bei Entzündungen haben zwar sehr wenig Zweck, dagegen wird sie auf Schleimhäuten, z. B. des Mundes, häufig mit großem Nutzen verwendet; hier kommt hauptsächlich die reizende, leicht ätzende Wirkung des freien Jods in Betracht. Auch gegen den Dolor post extraktionem sind Jodpinselungen nützlich (Luniatschek). — Offizinell sind außer Kalium und Natrium jodatum noch:

Jodum, Maximaldosis 0,02! pro dosi, 0,06! pro die! Wird kaum mehr innerlich gebraucht. — Tinctura Jodi (1 Teil Jod gelöst in 10 Teilen Spiritus), Maximaldosis (für innerlichen Gebrauch) 0,2! pro dosi, 0,6! pro die. — Ferner Sirupus Ferri jodati (5 Teile Eisenjodür auf 100 Teile Sirup); in vielen Fällen an Stelle der einfachen Eisenmedikation. Unguentum Kalii jodati, 10 %ige Salbe.

Jodointabletten sind Tabletten, von denen die eine Jodnatrium und etwas Natriumnitrit enthält, die andere Weinsäure; bei gleichzeitigem Auflösen beider Tabletten spaltet die Weinsäure salpetrige Säure und diese wieder freies Jod ab. Die so entstehende Jodlösung reizt nicht (Bachem).

Vielfach sind organische Jodpräparate an Stelle der anorganischen Salze empfohlen worden; sie belästigen bei längerem Gebrauch den Magen weniger und sollen auch nicht so leicht zum Jodismus führen. — Zu nennen sind:

Jodipin, eine Verbindung von Jod mit Sesamöl, wird innerlich und auch subkutan verwendet.

Sajodin, jodbehensaures Kalzium, enthält etwa 24 % Jod; soll innerlich besser wirken als Jodkali.

Jodglidine ist ein Pflanzeneiweiß, das Jod zu 10 % enthält.

Jodopyrin, Verbindung von Jod und Antipyrin, welch letzteres für sich den Jodismus günstig beeinflussen soll.

Jothion, Dijodhydroxypropan, enthält ca. 80 % Jod; es ist eine gelbliche Flüssigkeit, die äußerlich, auf die Haut, aufgebracht und von da schnell resorbiert wird; das Jod gelangt so in den Kreislauf, ohne daß der Magendarmkanal belästigt wird. Auch zur Pinselung bei Gingivitis empfohlen. — Ähnlich das Alival.

Jodocitin enthält Jod an Eiweiß und Lezitin gebunden. — Es soll bei Arteriosklerotikern, die an Alveolarpyorrhoe litten, diese günstig beeinflußt haben (Tabletten).

In der menschlichen und tierischen Schilddrüse ist Jod in einer organischen Verbindung, die man Jodothyrin genannt hat, vorhanden. Das Jodothyrin hat eine sehr mächtige, beschleunigende Wirkung auf den gesamten Stoffwechsel und beeinflußt auch die Zirkulation in hohem Grade. Bei verschiedenen Krankheiten, die durch Entartung der Schilddrüse verursacht werden, wirkt es in spezifischer Weise; wegen der Stoffwechselwirkung ist es auch zur Beseitigung von Fettsucht gegeben worden, wo es neben Nutzen auch viel Schaden angerichtet hat.

Rezepte.

1. Kalii jodati 5,0
   Aquae dest. 120,0
   Aquae menthae 30,0
   MDS. 3mal 1 Eßlöffel voll zu
   nehmen.

2. Sajodini 0,5
   f. p.
   d. tal. dos. X.
   S. 2mal täglich 1 Pulver zu
   nehmen.

3. Kal. jodati 0,2
   Jodi 0,1
   Aqu. dest. 150,0
   (Lugolsche Lösung. Zum Aus-
   spritzen von eitrigen Knochen-
   höhlen [Kieferempyem]).

4. Jodi 2,0
   Chloroform 20
   MDS. Äußerlich.
   (An Stelle der Jodtinktur für
   zahnärztl. Zwecke empfohlen.)

2. Rhodanverbindungen.

In neuerer Zeit hat man Rhodanverbindungen für eine Reihe von therapeutischen Indikationen empfohlen. Die zuerst meist gebrauchten Alkalisalze der Rhodanwasserstoffsäure (NaCNS und KCNS) besitzen im Tierexperiment keine „Gift"-wirkungen im engeren Sinne; man konnte bis zu 0,5 g intravenös einspritzen, ohne die Tiere schwer zu schädigen (Fr. Franz). Doch wird aus diesen Salzen schon durch Einwirkung dünner Säuren (z. B. im Magen) die Rhodanwasserstoffsäure freigemacht und diese kann Reizerscheinungen hervorbringen. Deshalb wurde ein Präparat, Rhodalzid, empfohlen, das

das Rhodan an Eiweiß fest gebunden enthält; bei diesem soll
der genannte Übelstand vermieden sein, doch ist auch bei seiner
Anwendung schon Erbrechen u. ä. aufgetreten.

Die Indikationen, für die man die Rhodanide in der inneren Medizin verwendet, sind ziemlich unbestimmt; man will
gute Erfolge bei Arteriosklerose, Gicht, Migräne, Neurosen,
sogar bei tabischen Neuralgien gesehen haben. Besser theo-
retisch begründet erscheint sein Gebrauch in der Zahnheilkunde;
es ist behauptet worden, daß die normal stattfindende Ausscheidung von Rhodan im Speichel für die Erhaltung der
Zähne Bedeutung besitze und daß besonders bei Zahnkaries
die Ausscheidung verringert sei oder ganz aufgehört habe. Die
Darreichung von Rhodanverbindungen soll hier sehr gut ge-
wirkt haben.

Rhodannatrium wird in Einzeldosen von etwa 0,1—0,2,
Tagesdosen von 0,5—1,0 gegeben, Rhodalzid in Tablettenform,
u. zw. in der ersten Woche dreimal täglich 1 Tablette nach
dem Essen, in der zweiten zweimal täglich und in der dritten
und vierten einmal täglich.

3. Kalkverbindungen.

Dem Kalk, der ja ein normaler Bestandteil nicht nur der
Knochen, sondern auch des Blutes und aller Gewebe ist, wird
in neuerer Zeit eine hohe Bedeutung für viele Funktionen zugeschrieben. So hat man durch innerliche Darreichung löslicher
Kalksalze bei Erkrankungen, die man auf abnorme Durchlässig-
keit der Gefäße bezieht (z. B. Jod- und Heuschnupfen) gute
Erfolge erzielt; einzelne nervöse Erregungssymptome werden
ebenfalls günstig beeinflußt. — Von alters her ist neben dem
Phosphor der Kalk ein bei Rachitis vielgebrauchtes Mittel;
man nimmt hierzu meist eins der löslichen Salze oder kalkhal-
tigen Mineralwässer (z. B. Wildunger); auch Kalkeiweißverbin-
dungen sind dargestellt worden. — Candiolin (Kalksalz der
Zuckerphosphorsäure) soll die Gebißentwicklung bei rachitischen
Kindern befördert haben.

4. Quecksilberverbindungen.

Quecksilber hat die Fähigkeit, sich leicht mit Eiweißkörpern zu chemischen Verbindungen zu vereinigen; dieser Vorgang
läuft naturgemäß um so schneller ab, in je leichter löslicher

Form das Quecksilber einwirkt; das reine metallische Quecksilber ist infolgedessen an sich ganz unwirksam (ebenso das
ebenfalls ganz unlösliche Quecksilbersulfid, Zinnober); wo es
überhaupt einen bemerkbaren Einfluß besitzt, kommt dies daher, daß es im Organismus durch gewisse Stoffe, z. B. Fettsäure, in eine etwas löslichere Form umgewandelt wird. — Ist
eine Quecksilberverbindung in eine lebende Zelle eingedrungen
und hat sich dort an das Eiweiß des Zellkörpers angelagert,
dann übt das Quecksilber einen Reiz auf dieses aus, der je nach
der Menge des eingedrungenen Metalles verschieden groß ist;
war nur wenig hineingelangt, so kann sich der Reiz darin
äußern, daß die Zelle eine lebhaftere Tätigkeit aufweist. War
dagegen zuviel Quecksilber aufgenommen worden, dann kann
die Zelle so schwer geschädigt sein, daß sie vielleicht nach
kurzer Tätigkeit abstirbt.   Und dieses Absterben kann bei sehr
großen Mengen fast unmittelbar eintreten und mit einem vollkommenen Aufgelöstwerden der Zelle verbunden sein; wir sprechen
in diesem Falle von einer Ätzwirkung der Quecksilbersalze.   Die
Desinfektionswirkung der Salze ist natürlich auch weiter nichts
als der Ausdruck einer Zellabtötung durch sie: es werden von
ihnen die lebenden Parasiten und Bakterienzellen getötet (s. unter Desinfizienzien). — Hier kommt jedoch nur das erste Stadium der Wirkung, das des gewissermaßen physiologischen
Reizes, in Betracht, nur dieses wünscht man zu erzielen, wenn
man das Quecksilber als Mittel zur Umstimmung des allgemeinen Stoffwechsels gibt. — In dieser Hinsicht (die Verwertung als Diuretika und Abführmittel ist bereits besprochen
worden) werden Quecksilberpräparate bei verschiedenen Erkrankungen verwendet, wenn auch nicht mehr in demselben
Maße wie früher. Um die Resorption von entzündlichen Ausschwitzungen zu befördern, läßt man Quecksilbersalze bei Entzündung der Regenbogenhaut, Hirnhaut, Lymphdrüsen u. ä. in
die Haut einreiben; bei diesen ist der Nutzen nicht mit Sicherheit zu erweisen. — Die sichere Wirkung, die die Einführung
von Quecksilber in den Körper bei Syphilis hat, ist im Gegensatz hierzu wohl als eine Art von innerer Desinfektion anzusehen; wir dürfen annehmen, daß das kreisende Quecksilber
eine abtötende Wirkung auf die Erreger der Krankheit, die
Spirochäten, ausübt.   Es ist dies eins der wenigen Beispiele
einer kausalen, spezifischen Therapie. — Von den vielen im
Gebrauch befindlichen Quecksilberpräparaten seien nur diese
angeführt:

Hydrargyrum, metallisches Quecksilber, wird viel in Gestalt des Unguentum Hydrargyri cinerum, kurz „graue Salbe" genannt, gebraucht. Die Einreibung des Körpers mit ihr wurden früher als die beste Behandlung der Syphilis angesehen („Schmierkur"). Die Salbe enthält 33% Quecksilber. — Auch gegen Parasiten (Pedikuli usw.) wird die Salbe eingerieben. — Das Emplastrum Hydrargyri, Quecksilberpflaster, enthält ebenfalls metallisches Quecksilber. (Erwähnt sei auch das kolloidale Quecksilber, metallisches aber in Wasser lösliches Quecksilber.) — Mehrere Quecksilberoxyde und -präzipitate werden ebenfalls in Salbenform, hauptsächlich in der Augenheilkunde, benutzt. — Hydrargyrum chloratum, Kalomel, ist bereits oben erwähnt; neuerdings wird es auch gegen Syphilis in Form von intramuskulären Einspritzungen gegeben. — Hydrargyrum bichloratum, Sublimat, in Wasser gut löslich in Form von Pillen oder Injektionen gegen Syphilis; Maximaldosis 0,02! pro dosi, 0,06! pro die. Sein Hauptanwendungsgebiet ist aber die äußerliche als Desinfiziens (s. d.) — In Wasser unlöslich sind Hydrargyrum bijodatum und salizylicum. Maximaldosen 0,02! pro dosi, 0,06! pro die. — Hydrargyrum cyanatum ist in Wasser noch besser löslich als Sublimat; hat ebenfalls die Maximaldosis 0,02! pro dosi, 0,06! pro die. — Von organischen, nicht offizinellen Quecksilberverbindungen werden viel gebraucht das Thymolquecksilber und verschiedene Verbindungen des Quecksilbers mit Eiweißkörpern. — Enesol ist eine Verbindung, die Quecksilber zusammen mit organisch gebundenem Arsen enthält (salizylarsinsaures Hg).

Bei der medizinalen Anwendung des Quecksilbers kommt es häufig, besonders wenn die Mundpflege vernachlässigt wird, zu ziemlich schwerer Entzündung der Mundschleimhaut (Stomatitis mercurialis), die mit üblem Geruch, Schwellung der Schleimhaut beginnt, dann zur Geschwürsbildung, Lockerung der Zähne, eventuell sogar zu Periostitis und Kiefernekrose führen kann. — Die Therapie besteht in sorgfältiger Reinigung und Pflege des Mundes und sofortigem Aussetzen der Quecksilberbehandlung, die erst wieder aufgenommen werden darf, wenn alle Erscheinungen vorüber sind. — Ist eine akute Vergiftung (durch Aufnahme größerer Mengen löslicher Salze) eingetreten, so ist häufig (abgesehen von der meist vorhandenen Ätzung im Mund und Magen) ebenfalls die Stomatitis das erste Symptom der Vergiftung; dann kommt es zu Durchfällen, Nierenschädigung, zu Zirkulationsschwäche und so kann der Tod eintreten. — Bei der chronischen Intoxikation leiden ebenfalls Nieren und Darm und vor allem das gesamte Nervensystem. — Die Therapie besteht bei allen Vergiftungen in der möglichst schnellen Entfernung des Giftes (Ausspülung des Magens bei der akuten, geeignete Behandlung durch Diuretika, ev. Jodkali bei der chronischen Vergiftung) und Aussetzen der weiteren Zufuhr.

Rezepte.

1. Hydrargyri bichlorati 1,0
   solve in Aetheris 4,0
   adde Collodii 20,0
   MDS. Sublimatkollod. zum
     Ätzen von Muttermälern usw.
     (Boehm).

2. Hydrargyr. oxydati rubri 2,0
   Unguent. Paraffini ad 20,0
   m. f. unguent.
   Augensalbe.

3. Hydrargyr. bichlorat. 0,3
   Glycerin. 20,0
   S. Äußerlich; zum Pinseln von
     syphil. Exulzerationen im
     Rachen.

4. Hydrargyr. salizylic. 1,0
   Paraffini liquid. 9,0
   MDS. Zur intramuskulären Injektion.

5. Holztränke.

Auch die Holztränke, von denen man eine Beeinflussung des allgemeinen Stoffwechsels erwartet, wurden früher gegen eine Zahl von Krankheiten verwendet, die man auf pathologische Veränderung des Stoffwechsels bezog. Unseren abweichenden Anschauungen von dem Wesen der meisten Krankheiten entsprechend, sind diese Indikationen in Wegfall gekommen. Nur gegen Syphilis werden sie noch häufig zur Unterstützung der Quecksilberbehandlung gebraucht. — Die am meisten gebrauchten waren:

Radix Sassaparillae, als Zittmannsches Dekokt früher allgemein gegen Syphilis verordnet, enthält Saponine; aus amerikanischen Smilaxarten; 50 g auf 1 l Wasser.

Lignum Sassafras, aus einer amerikanischen Laurinee.

Lignum Guajaci, aus Guajacum officinale. — Und viele andere.

6. Alkalien und Säuren.

Es ist oben bereits von der Rolle gesprochen worden, die neutrale Salze (Kochsalz usw.) in Beziehung auf den Stoffwechsel spielen; nicht minder wichtig sind für ihn aber auch die Alkalien. Wie sehr dies der Fall ist, erhellt schon daraus, daß alle Gewebe und Flüssigkeiten des menschlichen und tierischen Körpers alkalische Reaktion haben und zugrunde gehen, wenn diese Reaktion zu sehr abgestumpft wird oder gar in die saure umzuschlagen droht. Eine Zufuhr von Alkali wird deswegen durch Erhöhung des Alkaleszenzgrades im Blute, obgleich diese nie sehr erheblich wird und stets nur kurze Zeit anhält, den Lebenslauf in den Zellen des Organismus stark beinflussen. Bei manchen Krankheitserscheinungen wirkt die Beibringung von Alkalien direkt lebensrettend, z. B. im Koma der Zuckerkranken, bei dem sich infolge des krankhaften Stoffwechsels eine organische Säure in großer Menge im Organismus bildet. Auch bei Gicht und Fettsucht ist der Nutzen der Alkalizufuhr ganz zweifellos. Die stärkeren Alkalien kommen ihrer Ätzwirkung wegen für den inneren Gebrauch nicht in Betracht; auch das Natriumkarbonat, Soda, ist hierfür noch zu stark ätzend. Fast ausschließlich wird das **Natrium bicarbonicum**, doppeltkohlensaures Natron, zu diesem Zwecke verordnet; offizinell ist auch noch das **Kalium bicarbonicum**. **Lithion carbonicum** und **salicylicum** sollen besonders bei gichtischen Affektionen wirksam sein.

Dem chemischen Gegensatz der Alkalien, den **Säuren**, wurde früher gleichfalls eine wesentliche Beeinflussung des Stoffwechsels zugeschrieben; doch hat sich dieser nicht mit Sicherheit nachweisen lassen. Die Säuren werden daher gegenwärtig, abgesehen von einigen speziellen Gelegenheiten, innerlich nur noch selten angewendet. — Die Fruchtsäuren sind nur Genußmittel.

Acidum hydrochloricum, Salzsäure, wird häufig bei Mangel an freier Salzsäure im Magensafte gegeben; die offizinelle Acid. hydrochloricum enthält 25 °/₀, die Acid. hydrochl. dilutum 12 ¹/₂ °/₀ gasförmige Salzsäure.

Acidum sulfuricum, Schwefelsäure; die offizinelle Säure enthält etwa 5 °/₀ Wasser; gebraucht wird innerlich nur die Acid. sulfur. dilutum (20 °/₀), noch vielfach verdünnt, und die Mixtura sulfurica acida (1 Teil Schwefelsäure auf 4 Teile Spiritus), die gegen innere Blutungen wirksam sein soll.

Acidum phosphoricum, Phosphorsäure; fast nur als Zusatz zu anderen Mixturen.

Acidum carbonicum, Kohlensäure; in Form ihrer Salze, besonders des Bikarbonats (s. o.) verwendet, übt die Kohlensäure durch Erhöhung der Blutzufuhr einen günstigen Reiz auf die Magenschleimhaut aus; Alkohol und Wasser werden bei Gegenwart von Kohlensäure schneller als sonst resorbiert.

XIII. Hautreizmittel.

Die Hautreizmittel werden angewendet, um von der Haut aus eine therapeutische Wirkung auf mehr oder weniger entfernte Körperteile auszuüben. Wenn auch die Ideen, auf Grund deren man früher von einer „Ableitung" innerer Krankheiten auf die Haut sprach, hinfällig geworden sind, so kann man doch nicht leugnen, daß die durch diese Mittel bewirkte Erregung der in der Haut verlaufenden sensiblen Nerven einen gewissen, unter Umständen großen Einfluß auf die Atmung und vielleicht noch mehr auf die Zirkulation und die Verteilung des Blutes in den Organen besitzt; und dadurch kann wohl leicht eine Änderung eines krankhaften Zustandes auch entfernter Körperteile zuwege gebracht werden, auch der Stoffwechsel (Sauerstoffverbrauch und Stickstoffausscheidung) können gesteigert werden. — Das hauptsächlichste gegenwärtig noch anerkannte Anwendungsgebiet geben die sogenannten rheumatischen Schmerzen ab; hier dürfte wohl der lokale Reiz an der schmerzenden Stelle insofern das Wesentliche sein, als durch ihn eine bessere Blutdurchströmung, eine Hyperämie am Orte der Erkrankung erzeugt wird, die z. B. krankhafte Ausschwitzungsprodukte schneller zu entfernen vermag. Wahrscheinlich kommt aber auch in Betracht, daß man durch Beeinflussung der sensiblen Nerven bestimmter Hautstellen reflektorisch die Sensibilität auch entfernter Organe abstumpfen kann. — Nach dem Grade der Reizung, die sie auf der Haut erzeugen, unterscheidet man einfache, mehr oder minder starke Reizmittel und Vesikantien, blasenziehende Mittel.

Terebinthina, Balsame verschiedener Kieferarten, besteht aus 70 bis 85 Teilen Harz und 30 bis 15 Teilen Terpentinöl, Oleum Terebinthinae. Ist Terpentinöl resorbiert, so kann es Erhöhung des Blutdruckes und Steigerung der Nervenerregbarkeit und bei sehr großen Dosen Krämpfe verursachen; außerdem erregt es Übelkeit und Erbrechen. Der Harn nimmt einen veilchenähnlichen Geruch an. Auf der Haut erzeugt das Terpentinöl eine mäßige Entzündung, subkutan eingespritzt aseptische, bakterienfreie Eiterung; in neuester Zeit hat man gute Erfolge bei verschiedenen Infektionskrankheiten mit intramuskulärer Injektion kleiner Mengen von Ol. terebinth. erzielt. — Lokal hat man gelegentlich mit Terpentinöl profuse Blutungen stillen können. Abgesehen von der äußeren Verwendung wird es gebraucht: als Expektorans, bei eitrigen Lungenerkrankungen, Neuralgien, Gallensteinkoliken und ähnlichem. Der Erfolg bleibt häufig aus. — Offizinell sind noch das aus dem Terpentinöl gewonnene **Terpinum hydratum** (innerlich zu 0,1—0,3 in Kapseln als **Expektorans**) und **Unguentum basilicum**, Königssalbe, zur Hautreizung.

Milde Hautreizmittel sind folgende Linimente:

Linimentum ammoniatum, flüchtiges Liniment (1 Teil Liquor Ammonii caustici auf 4 Teile Öl), **Linimentum ammoniato-camphoratum** (1 Teil Liqu. Ammon. caustici, 3 Teile Kampheröl, 1 Teil Mohnöl) und **Linimentum saponato-camphoratum**, bekannt unter dem Namen Opodeldok.

Viel stärker reizend ist das **Oleum Sinapis**, Senföl, aus dem Senfsamen gewonnen; das reine ¦Senföl ist nicht im Gebrauch, da es zu scharf ist und bis in die Tiefe der Haut hinein Entzündung und Ausschwitzung hervorrufen würde. — Riechen an Senföl hat gelegentlich **Zahnschmerzen** temporär beseitigt. — Senfpapier besteht aus Senfmehl, das mit Kautschuk auf Papier geklebt ist. **Spiritus Sinapis** enthält 1 Teil Senföl auf 50 Teile Spiritus.

Die stärkste Hautreizung, die sich schon nach kurzer Zeit in Blasenbildung kundgibt, rufen die **Kanthariden** hervor. Kanthariden sind die sogenannten spanischen Fliegen, **Lytta vesicatoria**, die einen außerordentlich scharfen Körper, das **Kantharidin**, enthalten. Hat sich nach Aufbringung der Kanthariden eine Hautblase gebildet, dann enthält die Blasenflüssigkeit Kantharidin; dieses dringt also schnell durch die Haut und kann resorbiert werden. Bei Anwendung großer Kantharidenpflaster sind infolgedessen schon mehrfach allgemeine Vergiftungen beobachtet worden, die sich hauptsächlich in einer schweren Nieren- und Blasenaffektion zeigen (Harndrang, Schmerzen in der Blase, blutiger Urin). Mehrfach sind auch die Kanthariden, bzw. das Kantharidin, verschluckt worden und haben dann u. a. zu schweren Entzündungen im Magen und Darm geführt.

Die **Kanthariden** haben zwar eine Maximaldosis für innerliche Anwendung (0,05! pro dosi, 0,15 pro die!), da sie früher als Diuretikum gebraucht wurden, dürften jetzt aber kaum mehr in dieser Form verwendet werden. Außer den Kanthariden und mehreren Kantharidenpflastern ist auch noch die **Tinctura Cantharidum** (1:10 Spiritus) offizinell; sie hat ebenfalls eine Maximaldosis für innerliche Anwendung (0,5! pro dosi, 1,5! pro die), wird aber nur äußerlich gebraucht.

Als starkes Hautreizmittel wird, besonders für gewisse Haarerkrankungen, auch das **Krotonöl** benutzt, das ja außerordentlich scharf ist (s. unter Abführmitteln). — Daß früher der **Brechweinstein** als „Pockensalbe" gleichfalls zu diesem Zwecke verordnet wurde, ist bereits oben erwähnt.

XIV. Ätzmittel.

Ätzmittel werden meist angewendet, um lebendes Gewebe zu zerstören und zu entfernen; in einzelnen Fällen jedoch dienen sie auch dazu, bereits abgestorbenes so zu verändern, daß es leichter entfernt werden kann. — Die Ätzwirkung vieler Mittel beruht zum größten Teile darauf, daß sie sehr leicht Wasser anziehen und dieses deshalb den Zellen entnehmen; dadurch wird das Gewebe, dessen Existenz an einen bestimmten Wassergehalt geknüpft ist, zum Absterben gebracht. Ferner vermögen alle diese Mittel sich an das Eiweiß, das Protoplasma der Zellen, anzulagern, mit ihm feste chemische Verbindungen einzugehen, die ebenfalls mit deren Fortleben unvereinbar sind, und zwar zum Teil deshalb, weil diese Verbindungen unlöslich sind; man spricht dann davon, daß das Ätzmittel das Eiweiß gefällt, koaguliert habe. Von der Art dieser Verbindungen (ob sie weich, löslich sind oder nicht) hängt die Natur des durch die Ätzung gebildeten Schorfes ab. — Die Haut des Menschen besteht zum Teil aus Hornsubstanzen; Ätzung durch die intakte Haut hindurch ist daher nur möglich mit Hilfe von Substanzen, die Horngebilde aufzulösen vermögen.

1. Ätzalkalien.

Die beiden Leichtmetalle Kalium und Natrium ätzen als solche stark, da sie sich sehr leicht in den Geweben mit Wasser zu den Hydraten verbinden; sie sind aber schlecht handlich und daher kaum in Gebrauch, ev. können sie zur Reinigung eines Wurzelkanals in diesen eingeführt werden. Die Hydrate, Natriumhydrat NaOH und Kaliumhydrat KOH, sind sehr starke, weit in die Tiefe ätzende, weiche zerfließliche Schorfe bildende Ätzmittel. Offizinell ist das Kalium causticum fusum, das früher zur Zerstörung gangranöser Pulpen viel gebraucht wurde; ferner der Liquor Kalii und Natrii caustici (jeder 15%, in Wasser gelöstes Hydrat enthaltend). — Kalium hydric. compos. Köhler besteht aus einer zur Wurzelbehandlung empfohlenen Mischung von Kaliumhydrat und Phenolen.

Calcaria usta, Ätzkalk, wird für sich kaum mehr gebraucht; die Aqua Calcis, Kalkwasser, mit etwa 15% Kalziumhydroxyd wird innerlich (z. B. als Zusatz zu Milch) und besonders zur Munddesinfektion (bei Diphtherie, Anginen, syphilitischen Mundgeschwüren) gebraucht. Die Wiener Ätzpaste ist ein Gemisch von Kaliumhydrat und Ätzkalk.

2. Konzentrierte Säuren.

Die konzentrierten Säurelösungen ziehen alle stark Wasser an und bringen deswegen und dadurch, daß sie Eiweiß koagulieren, einen relativ harten Schorf hervor, der dann das weitere Eindringen der Säure verhindert; die Ätzwirkung geht demnach nicht weit in die Tiefe.

Acidum sulfuricum, H_2SO_4, konzentrierte (über $90^0/_0$ige) Schwefelsäure, zieht gierig Wasser unter starker Hitzeentwickelung an; bei ihrer Ätzwirkung kommt deshalb auch eine Verbrennung in Betracht. Sie wird in der Zahnheilkunde zur Reinigung von verjauchten Pulpenkanälen und zur Verödung von Zahnfleischfisteln (ev. vermischt mit Äther) gebraucht. Die sogenannte aromatische Schwefelsäure ist eine 10 bis $20\,^0/_0$ige Lösung von Schwefelsäure in Weingeist mit Zusatz verschiedener Gewürze (Zimt, Ingwer); zur Behandlung der Alveolarpyorrhoe.

Acidum nitricum, Salpetersäure, HNO_3, und Acid. nitric. fumans, rauchende Salpetersäure, meist nur zum Ätzen von Warzen und ähnlichem verwendet; färben die geätzte Haut gelb.

Acidum hydrochloricum, HCl, Salzsäure; auch die offizinelle konzentrierte ($25^0/_0$ige) Salzsäure dringt nicht durch die Haut; als Ätzmittel nur etwa zum Bepinseln von geschwürigen Prozessen im Munde (nach Verdünnung mit Glyzerin).

Acidum chromicum (Chromsäureanhydrid CrO_3), Chromsäure, braunrote, stark Wasser anziehende Kristalle. Die Ätzung damit geht ziemlich tief, der Schorf ist gelb gefärbt. Benutzt wird die Chromsäure zur Ätzung von Warzen, kleinen Epuliden, zur Blutstillung nach Zahnextraktionen (in etwa $30^0/_0$iger Lösung), zur Ätzung von syphilitischen Mundgeschwüren. — Bald nach der Ätzung muß man mit gesättigter Natriumbikarbonatlösung abspülen, um keine Chromsäure zur Resorption gelangen zu lassen.

Acidum aceticum, CH_3COOH, Essigsäure (die konzentrierte, wasserfreie Essigsäure wird auch Eisessig genannt); starkes Ätzmittel für Haut und Schleimhäute mit Tiefenwirkung.

Acidum trichloraceticum CCl_3COOH, Trichloressigsäure, sehr hygroskopische Kristalle; in dünner Lösung zur Entfernung des Zahnbelages benutzt, sonst ähnlich wie Essigsäure.

Acidum lacticum, Milchsäure, $CH_3 \cdot CH(OH) \cdot COOH$; die offizinelle Milchsäure besteht aus $75^0/_0$ Säure und $25^0/_0$ Wasser. — Sie wird als Ätzmittel bei Alveolarpyorrhoe, bei Leukoplakie und verschiedenen geschwürigen Prozessen der Mundhöhle angewendet; besonders gut soll sie bei tuberkulösen Geschwüren im

Munde und Kehlkopf wirken; die angewendeten Konzentrationen sind etwa 30—50%.

Acidum oxalicum, Oxalsäure $\left(\begin{smallmatrix} COOH \\ | \\ COOH \end{smallmatrix}\right)$, wird in der Zahnheilkunde zum Bleichen schlechtgefärbter Zähne in Verbindung mit frischer Chlorkalklösung gebraucht.

Im Anschluß an die Säuren sei auch Acidum carbolicum, Phenol C_6H_5OH, die Karbolsäure als Ätzmittel, erwähnt, obschon sie nach ihrem chemischen Charakter keineswegs eine Säure ist. Das Phenol hat selbst in ziemlich dünnen Lösungen noch starke Reizwirkung auf Haut und Schleimhaut; in konzentrierter Form kann es als Ätzmittel bei Warzen, verjauchten Wurzelkanälen und ähnlichem dienen. Da die Karbolsäure, wie oben erwähnt, stark lokalanästhesiert, wird sie auch als Zusatz zu anderen Ätzmitteln oder auch Lokalanästhetizis (z. B. bei kariösen Zähnen) angewendet. — Offizinell sind: Acidum carbolicum, weißliche, bald aber gelbbraun sich färbende, sehr hygroskopische Kristalle, die zu etwa 6% in Wasser löslich sind, und Acidum carbolicum liquefactum, d. i. Karbolsäure mit einem Gehalt von 10% Wasser; die letztere ist besser handlich. (Über die Verwendung der Karbolsäure als Desinfiziens siehe unter diesen, S. 140.) Die Karbolsäure hat für innerliche Darreichung die Maximaldosis 0,1! pro dosi, 0,3! pro die, wird aber kaum mehr innerlich gegeben. — Als Gegenmittel bei Karbolverätzung von Haut oder Schleimhaut wird verdünnte Jodtinktur empfohlen.

3. Metallsalze.

Eine Reihe von gut wasserlöslichen Salzen der Schwermetalle, die sich leicht mit den Eiweißstoffen der Zellen verbinden (unter Bildung von sog. Metallalbuminaten), können auch als Ätzmittel gebraucht werden.

Argentum nitricum, $AgNO_3$, salpetersaures Silber, Höllenstein; ist gewöhnlich in Stangenform (Argent. nitr. fusum) im Handel; in konzentrierten Lösungen oder in Substanz (als Höllensteinstift) ätzt es Haut und Schleimhäute sehr rasch; es bildet sich ein weißer Schorf, der bald (durch Einwirkung des Tageslichtes) braunschwarz wird. Der Schorf ist ziemlich fest, so daß das Ätzmittel nur oberflächlich wirkt und nicht in die Tiefe dringt. — Es wird benutzt zum Ätzen von schlecht heilenden Wundflächen (zur Anregung kräftiger Granulationen), von Warzen

usw.; in der Mundhöhle wird es ebenfalls viel verwendet, so
zum Abtöten freiliegender Nerven (nach Extraktionen), gegen
sensibles Dentin, zur Entfernung kleiner Wucherungen. — Innerlich wird der Silbersalpeter noch manchmal bei Magen- und
Darmerkrankungen, auch bei einzelnen chronischen Nerven-
erkrankungen (Tabes) längere Zeit hindurch verordnet; der Nutzen
ist zweifelhaft. Maximaldosis: 0,03! pro dosi, 0,1! pro die. —
Ein milderer Ätzstift ist das Argentum nitricum cum Kalio
nitrico, salpeterhaltiges Silbernitrat, auch Lapis infernalis miti-
gatus genannt: enthält auf 1 Teil Argentum nitricum ·2 Teile
Kalium nitricum. — An Stelle des Argentum nitr. werden jetzt
häufig Verbindungen von Silber mit Eiweißstoffen benutzt; von
diesen gibt es eine größere Anzahl, zu erwähnen sind Protargol
und Albargin. Das letztere ist auch in der Zahnheilkunde als
mildes Ätzmittel, z. B. bei Hyperästhesie des Zahnbeins, empfohlen
worden.

Zincum chloratum, Chlorzink, $ZnCl_2$, ·bildet weiße, zerfließliche Massen. Die konzentrierten Lösungen ätzen sehr stark
und tiefgehend; gebraucht zum Wegätzen nicht mehr operabler
Geschwülste, in der Zahnheilkunde nur wenig mehr verwendet.

Cuprum sulfuricum, Kupfersulfat in Substanz (Blaustift)
als Ätzmittel besonders in der Augenheilkunde gebraucht.

Acidum arsenicosum, arsenige Säure, Arsenik. Wir
haben oben gesehen, daß Arsenik in medizinalen Dosen eine gewisse Reizung des Zellprotoplasmas erzeugt und dadurch eine
Besserung des Stoffwechsels anregt, und daß bei vergiftenden
Gaben sich diese Reizung so sehr steigert, daß sie die Zelle
zum Absterben bringt. Läßt man nun Arsenik lokal auf gesunde
Schleimhaut oder auf gesundes sonstiges Gewebe einwirken, so
ist die dadurch erzeugte Reizung nicht erheblich; als Zerstörungs-
und Ätzmittel ist der Arsenik nur brauchbar, wenn er in totes
oder bereits erkranktes Gewebe eingebracht wird. Hierauf beruht seine Verwendung in der Zahnheilkunde als Mittel zum Abtöten der Zahnnerven; er wird zu diesem Zwecke mit Hilfe
eines kleinen Wattebäuschchens direkt in den hohlen Zahn eingeführt, meist mit Zusatz eines Lokalanästhetikums; er muß
dort längere Zeit, mindestens 24 Stunden, einwirken.

Rezepte.

1. Acidi arsenicosi 1,0	2. Acid. arsenicosi 1,0
Cocain. hydrochlor. āā 1,0	Eugenoli q. s.
Acid. carbol. q. s.	S. Pasta.
S. Pasta.	(S. auch oben unter „Anästhesin".)

XV. Adstringentien.

Unter dem Namen Adstringentien faßt man eine Reihe von Substanzen zusammen, die in ihrer Wirkungsweise viel Ähnlichkeit mit den im vorigen Kapitel abgehandelten Ätzmitteln haben; auch sie gehen mit dem Eiweiß der Zellen und Zellprodukte Verbindungen ein, das Eiweiß wird gefällt, koaguliert, und dadurch wird das Gewebe dichter und schrumpft zusammen. Die in dem betroffenen Gewebe verlaufenden Blutgefäße werden zur Kontraktion gebracht und auch dadurch wird das Volumen des Gewebes verringert; die Wandung der Blutgefäße wird dichter, weniger durchlässig. — Auf diesen Wirkungen beruht die therapeutische Verwendung dieser Mittel gegen Entzündungszustände, zumal der Schleimhäute (auf die intakte Haut vermögen sie kaum zu wirken). Die Einschränkung der Blutzufuhr durch die Kontraktion der Gefäße, die Verdichtung ihrer Wandung verringern die entzündliche Exsudation, lassen die entzündete Schleimhaut abschwellen. Die Exsudation wird auch dadurch veringert, daß das koagulierte Eiweiß die Drüsensekretion herabsetzt und die Gewebespalten, aus denen Flüssigkeit heraussickert, verstopft. — Ferner wirken die Adstringentien entzündungswidrig, weil sie die im entzündeten Gewebe befindlichen Bakterien abzutöten oder doch in ihrer Entwicklung zu hemmen vermögen; auch leistet die verdichtete Oberfläche dem Eindringen und Vegetieren der Bakterien größeren Widerstand als die normale. —

Diese Art der Wirkung der Adstringentien sieht man aber nur bei dünnen Konzentrationen, deren Stärke allerdings bei den einzelnen Mitteln verschieden ist. Verwendet man zu hohe Konzentrationen, dann sieht man umgekehrt Hyperämie, also Zeichen stärkerer Entzündung, und es kann dann bei längerer Einwirkung und starker Konzentration zum Absterben des Gewebes und Bildung eines Ätzschorfes kommen; in die Tiefe geht aber die Ätzung nie.

Alle Adstringentien können zur Stillung von Blutungen gebraucht werden, da sie Blut schnell zur Gerinnung bringen. — Die Adstringentien verursachen im Munde einen zusammenziehenden Geschmack. — Im allgemeinen benutzt man die Mittel dieser Gruppe fast nur zur Behandlung von mehr chronischen Entzündungen der Schleimhäute; bei akuten wird durch sie die Entzündung oft verstärkt. Ausgenommen ist hiervon aber die Anwendung zu Gurgelungen.

Man teilt die Adstringentien gewöhnlich in zwei Klassen; 1. die metallischen Adstringentien und 2. Tannin und Tanninderivate.

1. Metallische Adstringentien.

Fast alle wasserlöslichen Salze der Schwermetalle wirken in dünnen Konzentrationen adstringierend, so auch die Quecksilbersalze, die jedoch ihrer Giftigkeit wegen hierzu nicht verwendet werden. — Praktisch im Gebrauch sind folgende:

Plumbum aceticum, Bleiazetat, neutrales essigsaures Blei, $Pb(C_2H_8O_2)_2$, ist in Wasser leicht löslich. Innerlich, wo der Nutzen zweifelhaft ist, wird es bei Diarrhöen gegeben; es soll auch bei inneren Blutungen (Lungenblutungen) adstringierend wirken. Maximaldosis 0,1! pro dosi, 0,3! pro die. — Äußerlich in Lösungen.

Liquor Plumbi subacetici, basisch essigsaures Blei, Bleiessig in Form des Aqua Plumbi (1 Teil Bleiessig auf 50 Teile Wasser) zu Umschlägen und ähnlichem verwendet.

Blei ist ferner in den meisten Pflastern und in vielen Salben enthalten.

Rezept.

Plumbi acetici 1,0
Tct. opii simpl. 5,0
Aquae destill. ad 100,0
MDS. Unverdünnt als Mundwasser
nach Zahnextraktionen.

(Holländer.)

Die akute Bleivergiftung, durch Einnahme konzentrierter Lösungen oder Verschlucken der Präparate in Substanz, ist selten; ihre Symptome sind sehr mannigfaltig: Magenschmerzen, Kolik, Nierenentzündung; manchmal ist auch eine Stomatitis und Bleisaum an den Zahnfleischrändern gesehen worden; ferner kommen Krämpfe, Benommenheit, Schwächung der Zirkulation und Schädigung des Blutes vor. Der Ausgang der Vergiftung war fast stets ein guter. — Die Therapie besteht in Zufuhr von Milch oder Eiweiß, um im Magen unlösliche Bleieiweißverbindungen zu bilden; auch Eingeben von schwefelsauren Salzen (Glauber- und Bittersalz) ist zu empfehlen, da sich dann schwefelsaures, unlösliches Blei bildet. — Gegen die Kolik gibt man Opium und Atropin.

Die chronische Bleivergiftung kommt außerordentlich häufig vor, da Blei und Bleiverbindungen technisch sehr viel verwendet werden und jeder Arbeiter in solchen Betrieben der Gefahr dauernder Bleiaufnahme ausgesetzt ist. Die Erkrankung beginnt meist mit einer plötzlich auftretenden, langdauernden Darmkolik und Stuhlverstopfung; die Patienten haben (infolge von Anämie) eine graue Gesichtsfarbe; ferner besteht meist eine Stomatitis mit starkem Foetor ex ore und Bleisaum. Auch Gliederschmerzen, Lähmungen und Nierenentzündung gehören zu dem Bilde der Vergiftung. — Die Therapie besteht in Reinhaltung der Mundhöhle, Opium gegen die Darmkolik, Verhinderung weiterer Giftzufuhr, Schwitzkuren und ähnlichem.

Argentum nitricum, Höllenstein (s. oben unter Ätzmitteln). Die Lösungen von etwa $^1/_{20}\,^0/_0$ bis zu etwa $^1/_2\,^0/_0$ wirken gefäßverengernd; blutstillend wirken sie von $1\,^0/_0$ an aufwärts. — Argentum nitr. wird verwendet bei vielen Schleimhautkatarrhen und früher ganz besonders gegen Gonorrhöe (in Lösungen von etwa $^1/_{20}\,^0/_0$). — Da Höllensteinlösungen sich mit dem Eiweiß der Oberfläche leicht verbinden und deshalb keine Tiefenwirkung haben, sind an seiner Stelle eine große Reihe von organischen Silberverbindungen, besonders zur Behandlung der Gonorrhöe, empfohlen worden, von denen hier das Protargol (Silbereiweißverbindung) und das Albargin (Silbersalpetergelatose) genannt seien. — Itrol ist zitronensaures und Actol milchsaures Silber, beide sollen gute Desinfizienzien sein; letzteres ist in der Lösung 1:500 zum Einspritzen in Zahnwurzelfisteln empfohlen worden.

Zinkum sulfuricum, $ZnSO_4$, Zinksulfat, schwefelsaures Zink; in Wasser gut löslich. Es wird in der Zahnheilkunde als Gurgelwasser (etwa 1:1000) gebraucht; ferner zu Spülungen der Highmorshöhle (etwa 1:200); außerdem in der Augenheilkunde (1:300—400) und in der Gonorrhöebehandlung, wenn die Gonokokken im Urethralsekret nicht mehr nachweisbar sind (1:100). — Innerlich erzeugt es Erbrechen.

Alumen, $(SO_4)AlK$, schwefelsaures Tonerdekali, Kalialaun, in Wasser ziemlich gut löslich; die Lösungen schmecken süßlich, zusammenziehend. — Der Alaun wurde früher sehr viel in der Mundpflege verwendet, jetzt nur weniger, da man annimmt, daß er den Schmelz angreift; besonders als Zusatz zu Zahnpulvern soll er schädlich sein. — In Substanz wird der Alaun oder das sog. Alumen ustum zu leichter Ätzung oder zur Blutstillung mit anderen Adstringentien zusammen auf wunde Stellen aufgepulvert. — Innerlich wird der Alaun gegen Diarrhöe und Magen- und Darmblutungen in Lösung gegeben, angeblich soll er auch bei Lungenblutungen von Nutzen sein.

Häufiger gebraucht wird das Aluminium aceticum, essigsaure Tonerde, in Form des Liquor Aluminii acetici (enthält etwa $8\,^0/_0$ essigsaures Aluminium); die essigsaure Tonerdelösung ist ein mildes, fast ganz reizloses Adstringens und schwaches Desinfiziens, das viel als Verbandwasser bei Wunden aller

8*

Art verwendst wird. Als Mundspülwasser nimmt man sie in starker Verdünnung (1 Liquor auf 10—20 Teile Wasser) bei Stomatitis; ein dauernder Gebrauch als Mundspülwasser ist schädlich, da auch hier der Schmelz der Zähne angegriffen wird. — Lenicet ist ein Aluminiumazetatpräparat, das in Wasser schwer löslich ist; es wird rein oder mit anderen Mitteln gemischt als Streupulver usw. gebraucht.

Aluminium acetico-tartaricum, essig-weinsaure Tonerde, farblose Kristalle. In 1 %iger Lösung zu Gurgelungen und Nasendouchen.

In neuerer Zeit ist unter dem Namen Mallebreïn eine 25 %ige Lösung von Aluminium chloricum, chlorsaurem Aluminium, empfohlen worden; man nimmt zu Gurgelungen 4 cc auf 100 Wasser (zu Inhalationszwecken ist es besser zu vermeiden, ev. 2 cc auf 100 Wasser).

Rezepte.

1. Aluminis 5,0	2. Liquor. Aluminii acetici 10,0
Infus. Folior. Rosar. 10:250,0	Aquae destillat. ad 100,0
Mel. rosat. ad 300,0	MDS. 1 Eßlöffel auf 1 Glas
MDS. Gurgelwasser.	Wasser 3mal tägl., bei Stomatitis merkurialis.
(Nach Greve.)	
	(Lassar.)

Bismutum subnitricum, basisches Wismutnitrat, wird innerlich gegen Diarrhöen als mildes Adstringens zu 0,1 bis 0,5 in Pulvern gebraucht. Äußerlich auf Wunden als Streupulver aufgebracht hat es schon vielfach zu Vergiftungen Anlaß gegeben, daher zu vermeiden. — In der jüngsten Zeit sind übrigens auch bei der innerlichen Anwendung mehrfach Vergiftungen beobachtet worden. — Offizinell ist ferner noch das Bismutum subgallicum (bekannter unter dem Namen Dermatol), basisch gallussaures Wismut; als Streupulver, ungiftig. — Ebenfalls als Streupulver im Gebrauch ist das Xeroform (Tribromphenolwismut) und das ähnliche Noviform (Tetrabrombrenzkatechinwismut). — Bismut. subnitr. 1,0, Vaselin. alb. 2,0 wird zur Einbringung in die Zahnfleischtasche bei Alveolarpyorrhoe empfohlen (Piergili).

Die löslichen Eisensalze, die ebenfalls adstringierend wirken, werden hierfür kaum gebraucht, sondern nur als Styptika (s. d.).

2. Tannin und Tanninpräparate (Gerbsäuren).

Die natürlichen Gerbsäuren finden sich in einer sehr großen Zahl von Pflanzen; sie haben chemisch nur das eine miteinander gemein, daß sie Derivate der Gallussäure sind (Trioxybenzoesäure), sonst sind sie aber in ihrer Zusammensetzung recht verschieden. Ihren Namen haben sie daher bekommen, daß sie mit dem leimgebenden Gewebe (Bindegewebe) des tierischen Körpers sehr feste Verbindungen eingehen (Leder), dieses „gerben". Auch mit Eiweiß, ferner mit den Metallsalzen und allen Alkaloiden geben die Gerbsäuren wasserunlösliche Verbindungen und können deshalb als Gegenmittel bei · Metall- und Alkaloidvergiftungen benutzt werden. Mit Eisensalzen bilden sie schwarzblaue Körper (Tinte). — In dünnen Lösungen haben Gerbsäuren einen adstringierenden Geschmack und bringen die Gefäße zur Verengerung; in stärkeren verursachen sie Reizung, schließlich Ätzung — ihre Wirkung ist demnach prinzipiell die gleiche wie die der metallischen Adstringentien. — Die Gerbsäuren sind resorbierbar und an sich ungiftig, wenn man nur eine lokale (reizende oder ätzende Wirkung auf Magen und Darm durch Verordnung genügend verdünnter Lösung vermeidet.

Die am meisten verwendete Gerbsäure ist das Tannin, Acidum tannicum, auch gewöhnliche Gerbsäure genannt; chemisch ist sie Pentagalloylglukose. — Tannin löst sich leicht in Wasser und Alkohol. Seine adstringierende Wirkung läßt sich schon bei sehr dünnen Lösungen ($^1/_{20}\,^0/_0$) erkennen. — Therapeutisch wird es innerlich bei verschiedenen Magen- und Darmaffektionen gebraucht; in ganz kleinen Mengen soll es die Ernährung begünstigen (z. B. in Form der französischen Rotweine); im Darm beschränken etwas größere Dosen die Sekretion von Flüssigkeit und können deshalb bei Diarrhöen, wo diese Sekretion pathologisch gesteigert ist, nützlich sein. Innerlich gibt man es besser als Natriumsalz: Natrium tannicum, gerbsaures Natrium. — Bei längerem inneren Gebrauch von Tannin leiden häufig die Zähne. — Da Tannin leicht resorbiert wird, so hat man es auch gegen innere Blutungen (Lungen- und Nierenblutungen, auch bei sonstigen Nierenentzündungen) versucht; viel ist hiervon nicht zu erwarten; mehr leistet es, da es im Harn zu einem Teile als Gallussäure ausgeschieden wird, bei Blasenkatarrhen. — Tannin bringt Blut sehr leicht zur Gerinnung und wird deshalb viel zur Blutstillung benutzt. — Als Zusatz zu Mundwässern ist das Tannin, wenigstens für längeren Gebrauch, zu verwerfen, da es, wie gesagt, die Zähne angreift; nützlich ist es dagegen zu Pinselungen bei schlaffem Zahnfleisch, bei chronischen Entzündungen in der Mundhöhle, auch zu Spülungen von Eiterhöhlen, z. B. des Antrum Highmori.

Tannin, und auch Natrium tannicum, belästigen ihrer adstringierenden Wirkung wegen leicht den Magen; bei den weiter unten angeführten Drogen ist dieser Übelstand vermieden, da in ihnen die Gerbsäure nur gebunden vorhanden ist und erst langsam im Darm frei wird. — Man hat auch künstlich mehrere Tanninpräparate dargestellt, die ebenfalls den Magen unverändert passieren und erst im Darm Tannin frei werden lassen; sie haben auch den Vorzug, daß sie fast geschmacklos sind. Solche Präparate sind:

Tannigen, chemisch Diazetyltannin, eine Verbindung von Tannin mit dem Rest der Essigsäure (der Darstellung dieses Präparates liegt das gleiche Prinzip zugrunde wie der des Aspirins und Salols); als Pulver zu 0,3—0,5 mehrmals täglich.

Tannalbin ist mit Tannin gefälltes, längere Zeit trocken erhitztes Albumineiweiß; ebenfalls im Magensafte unlöslich; messerspitzenweise. — Ähnlich das **Tannokoll**.

Tannoform ist Methylenditannin, erhalten durch Einwirkung von Formalin auf Tannin.

Tannothymal, Verbindung von Tannin, Thymol und Formalin; u. v. a.

Stark gerbsäurehaltig sind folgende Drogen.

Gallae, Galläpfel, durch den Stich und die Eiablage der Gallwespe an den jungen Trieben der Quercus infectoria hervorgerufene Auswüchse; sie enthalten 60—70% Tannin. — **Tinctura Gallarum** (1 Teil Galläpfel auf 5 Teile Spiritus), innerlich 1,0 mehrmals täglich; ferner als Zusatz zu Gurgelwässern.

Katechu, aus den Blättern und jungen Trieben von Ourouparia Gambir und aus dem Kernholz von Acacia Katechu in Indien bereitetes Extrakt; braune zerbrechliche Massen, löslich in Alkohol und heißem Wasser; das Katechu enthält Katechin und Katechugerbsäure; die genauere Chemie dieser Stoffe ist noch nicht genügend bekannt. — **Tinctura Catechu** (1 Teil Catechu auf 5 Teile Alkohol).

Nicht offizinell ist **Kino**, der Milchsaft einer malabarischen Papilionacee, der nicht sehr reich an Gerbsäure ist. Die Tinctura Kino wird zu Pinselungen oder als Zusatz zu Gurgelwässern gebraucht.

Radix Ratanhiae, die getrockneten Wurzeln der Krameria triandra, eines südamerikanischen Strauches; die Wurzelrinde enthält bis zu 20% Gerbsäure. — Innerlich gegen Diarrhöen usw. zu 0,5 bis 1,0 als Pulver oder im Dekokt; äußerlich besonders beliebt als Zusatz zu Mundwässern. — **Tinctura Ratanhiae** (1 Teil Ratanhiawurzel auf 5 Teile Spiritus) innerlich und zu Mundwässern.

Folia Uvae ursi, Bärentraubenblätter, die getrockneten Laubblätter von Arctostaphylos Uva Ursi; sie enthalten neben Tannin das Glykosid Arbutin, auf das man, da es extra corpus leicht Hydrochinon abspaltet, die behauptete Desinfektionswirkung in der Blase bezogen hat (der Nutzen ist fraglich). Deswegen und wegen des Tannins werden die Bärentraubenblätter besonders gegen Blasenkatarrh gegeben.

Folia Salviae, Salbeiblätter, enthalten außer Gerbsäure noch ein ätherisches Öl. Im Infus auch als schweißtreibendes Mittel benutzt.

Folia Juglandis, Wallnußblätter, enthalten außer einem Gerbstoff auch noch einen Bitterstoff.

Rezepte.

1. Acidi tannici 5,0
   solve in Glycerini 45,0
   MDS. Äußerlich zum Pinseln.
   (Formul.Magistral.Berol.)

2. Acid. tannic. 3,0
   Aqu. destill. 120,0
   Natrii bicarbon. q. s.
   ad perfect. saturat.
   MDS. Eßlöffelweise zu nehmen.

3. Acid. tannici 0,2
   Butyr. Cacao 3,0
   m. f. supposit. d. tales dos. VI
   S. Tanninstuhlzäpfchen.

4. Acid. tannici 8,0
   Kal. jodat. 1,0
   Tct. Jodi 5,0
   Tct. Myrrhae 5,0
   Aquae Rosae ad 200,0
   MDS. 1 Teelöffel auf 1 Glas
   Wasser zum Mundspülen bei
   losen Zähnen. (Nach Greve.)

5. Tannigeni 0,3
   Sacchar. lact. 0,2
   m. f. p. d. tal. dos. X
   S. 4mal täglich 1 Pulver zu
   nehmen (gegen Diarrhöe).

6. Tct. Catechu
   Tct. Myrrhae
   Tct. aromat. āā 5,0
   Spirit. dilut. 75,0
   Olei Menth. pip.
   Olei Anisi āā 5,0
   MDS. 1 Teelöffel auf 1 Glas
   Wasser zum Mundausspülen.
   (Liebreich.)

7. Tct. Ratanhiae
   Tct. Kino āā 10,0
   Spiritus dilut. 20,0
   MDS. 25 Tropfen auf 1 Glas
   Wasser zum Mundspülen.

8. Decoct.rad.Ratanhiae10,0:120,0
   Sirupi cort. Aurant. 30,0
   MDS. 2stündlich 1 Eßlöffel voll
   zu nehmen.

9. Infus. foliorum Uvae ursi 15,0:
   150,0
   Adde Sirup. spl. 30,0
   MDS. 2stündlich 1 Eßlöffel zu
   nehmen.

10. Infus. folior. Salviae 10,0:120,0
    Spirit. Cochleariae 20,0
    MSD. Mundwasser bei skorbutischen Ulzerationen der Mundhöhle.

11. Acid. tannici 10,0
    DS. Auf Watte gestreut, zur
    Blutstillung.

XVI. Hämostatika.
(Styptika, blutstillende Mittel).

Blutungen kommen naturgemäß dadurch zum Stehen, daß das ausfließende Blut gerinnt und das so entstehende Gerinnsel die Öffnung in den blutenden Gefäßen verstopft. Der Vorgang der Blutgerinnung ist zwar außerordentlich kompliziert, jedoch so weit erforscht, daß wir die Hauptfaktoren, von denen er abhängt, kennen. Trotzdem ist es bisher nicht gelungen, ein Mittel zu finden, welches vom Kreislauf aus, also nicht örtlich angewendet, die Gerinnung mit Sicherheit beschleunigt und dadurch die Zeit des Blutverlustes abkürzt. Es ist schon oben (s. Adstringentien) ausgeführt worden, daß die hierfür genannten Substanzen in ihrer Wirkung häufig problematisch sind; jedoch werden wir hier eine Reihe anderer kennen lernen, von denen man in vielen Fällen schwerer Blutung erheblichen Nutzen beobachtet hat. — Eine Blutung kann auch, wenigstens für einige Zeit, aufhören, wenn das verletzte Blutgefäß sich so stark zusammenzieht, daß die Öffnung verlegt ist. Doch auch auf diese Weise ist eine Blutstillung vom Kreislauf aus mit den uns zur Verfügung stehenden Mitteln, die zentral oder peripher angreifend eine Kontraktion der peripheren Gefäße hervorrufen nicht mit Sicherheit zu erzielen. — Für die örtliche Behandlung der Blutungen haben wir dagegen eine Zahl von sicher wirkenden Substanzen.

1. Mittel zur örtlichen Blutstillung.

Die einfachste Art der örtlichen Blutstillung ist die Tamponade; hierbei beabsichtigt man nicht nur durch den vom Tampon ausgeübten Druck mechanisch das Ausfließen des Blutes zu hemmen, sondern sucht die Gerinnung auch dadurch zu befördern, daß der Tampon dem Blut eine große Oberfläche bietet; durch diese Oberflächenvergrößerung kommt mehr Blut mit Luft in Berührung und dadurch gerinnt es schneller. Die zu solchen Tampons verwendeten Stoffe sind Gossypium depuratum, entfettete Baumwolle, Flachs, Jute usw.; einen besonderen Ruf als gut aufsaugend und Gerinnung befördernd genießt das Penghawar Djambi, die goldgelben, glänzenden Spreuhaare von tropischen Farnen. — Im Gegensatz zu diesen, durch ihre physikalischen Eigenschaften wirkenden Substanzen bringen die Adstringentien das Blut auf chemischem Wege zur Gerinnung; überhaupt alle die chemischen Körper, die mit Eiweißstoffen festere Verbindungen eingehen (wie Säuren u. a.), rufen schnell Gerinnung hervor, da sie durch Bildung solcher Verbindungen mit dem Bluteiweiß das Blut tiefgehend verändern und jedes verderte Blut zur Gerinnung neigt. Deshalb sind auch alle Ätzmittel zugleich Styptika. — Praktisch für diesen Zweck in Gebrauch sind: Tannin, unvermischt als Pulver aufzustreuen, eventuell mit anderen Adstringentien (z. B. Alaun) zu gleichen Teilen; auch hoch konzentrierte Lösungen (von $10^0/_0$ und darüber) können schon benutzt werden. — Ob man von Tannin (und ebenso von den anderen lokalen Styptizis) bei Nasenbluten Gebrauch machen soll, ist fraglich, da hier die Gefahr einer sekundären Infektion des Gerinnsels naheliegt, und eine solche tatsächlich auch mehrfach beobachtet worden ist; jedenfalls soll man stets versuchen, mit einfacher Wattetamponade, eventuell mit Essigwatte, auszukommen. — Bei der Verwendung der Styptika zur Blutstillung nach Zahnextraktionen scheint diese Gefahr nicht zu bestehen. — Von den anderen Adstringentien werden besonders viel verwendet:

Ferrum sesquichloratum, $FeCl_3$, Eisenchlorid, in Form des Liquor ferri sesquichlorati (ca. $10^0/_0$ Eisen enthaltend), der zum Gebrauch auf Watte gegossen wird; die Watte muß wieder ausgepreßt werden, bevor sie auf die blutende Stelle aufgebracht wird, da sonst leicht Ätzung eintreten könnte.

Ferripyrin, eine Verbindung von Eisenchlorid mit Antipyrin, welch letzterem für sich schon hämostatische Wirkung zugeschrieben wird. — Es wird als $10-20\,^0/_0$ige Lösung verwendet. — Auch innerlich wird Ferripyrin gegen Chlorose in starker Verdünnung gebraucht.

Die mächtige Gefäße konstringierende Wirkung des Suprarenins und ihre Anwendung zur Unterstützung der Lokalanästhesie ist bereits oben (S. 29 und 30) besprochen worden. Vielfach wurde sie auch lokal zur Stillung von Blutungen benutzt. Wo es sich nur um kleinere Flächenblutungen handelt, bei denen größere Gefäße nicht verletzt sind, wird man das Mittel oft mit Nutzen anwenden können; doch muß man gewärtig sein, daß die Wirkung nur eine relativ schnell vorübergehende ist; falls während ihrer Andauer die Gefäße sich nicht durch Thromben (Gerinnungspfröpfe) verschlossen haben sollten, wäre dann eine Nachblutung zu befürchten. Überdies wird von einigen Autoren angegeben, daß in den mit Suprarenin behandelten Gebieten nach Abklingen der Gefäßverengerung umgekehrt eine Erweiterung auftrete, was die Gefahr der Nachblutung selbstverständlich vergrößern würde; von anderen wird das jedoch bestritten und es sind mehrfach Fälle beobachtet worden, wo parenchymatöse, flächenhafte Blutungen bei Hämophilen, die keinem anderen Mittel gewichen waren, durch Aufbringen von Wattetampons, die mit Suprareninlösungen getränkt waren, zum Stehen kamen. — Man wird hierfür die käufliche Suprareninlösung (1:1000) auf das 10—20fache verdünnen.

Rezepte.

1. Ferripyrini 5,0
  Aqu. dest 25,0
  MDS. Äußerlich.
	2. Solutionis Suprarenini hydrochlorici (1 : 1000) 5,0
	  Aquae dest. ad 50,0
	  MDS. Zur Tamponade.

2. Ihrer Allgemeinwirkung wegen zur Blutstillung benutzte Mittel.

Über die Art, wie die dieser Gruppe angehörigen Mittel ihre Wirkung, die manchmal ganz unbezweifelbar war, entfalten, ist man im einzelnen noch nicht im klaren. Daß eine durch Erregung des Gefäßnervenzentrums erzeugte Zusammenziehung der peripheren Gefäße für die Blutstillung von Nutzen sein kann, ist bereits erwähnt. Aber auch umgekehrt von einer allgemeinen, über den größten Teil des Körpers sich erstreckenden Gefäßerweiterung wird unter Umständen ein solcher Nutzen erwartet; denn eine derartige Gefäßerweiterung ist stets gefolgt von einer Verlangsamung der Blutströmung, das Blut fließt nicht so schnell wie in der Norm und hat deshalb mehr Zeit, in den verletzten Gefäßen zu gerinnen. — Von einigen Mitteln erhofft man, daß sie die chemische Zusammensetzung des Blutes in einer für den schnellen Eintritt der Gerinnung günstigen Richtung verändern.

Secale cornutum, Mutterkorn, der auf dem Roggen durch Ansiedlung des Pilzes Claviceps purpurea sich bildende Auswuchs, der aus etwa 2 cm langen hornartigen, braunschwarzen Massen besteht. — Das Mutterkorn wurde schon vor mehreren Jahrhunderten zur Blutstillung benutzt. — Durch den Genuß von Brot, das mit Mutterkornmehl verunreinigt war, sind mehrfach seuchenartige Erkrankungen zustande gekommen, bei denen schwere Nervenstörungen, sogar Geisteskrankheiten, und Absterben von Fingern und Zehen beobachtet wurden. — Aus dem Mutterkorn sind eine Reihe von Substanzen dargestellt, die an der Wirkung zum mindesten mitbeteiligt sind, so das Alkaloid Ergotoxin, Tyramin (p-Oxyphenyläthylamin) und Histamin oder Imido (ß.-Imidazolyläthylamin). — Secale cornutum verursacht im Tierexperiment Krämpfe, Steigerung des Blutdrucks und Zusammenziehung der Gebärmutter. Die hämostatische Wirkung, die besonders bei Nachblutungen nach der Geburt benutzt wird, hängt nach der Ansicht einiger von einer starken Gefäßkontraktion, nach der anderer von einer nicht genauer bekannten Veränderung des Blutes ab. — Therapeutisch gebraucht wird es nicht nur bei Gebärmutterblutungen, sondern überhaupt gegen alle andauernden Blutungen innerer Organe, wobei aber berücksichtigt werden muß, daß bei längerem medizinalen Gebrauch die oben angedeuteten Vergiftungserscheinungen sich zeigen können. — Benutzt werden folgende Präparate:

Secale cornutum, nur bis etwa 3 Monate nach der Ernte gut wirksam; als Pulver 0,3—0,5.

Extractum Secalis cornuti, Mutterkornextrakt, und Extractum Secalis cornuti fluidum, beide ungefähr in den gleichen Mengen wie das Mutterkorn selbst zu geben. — Viel gebraucht wird das Handelspräparat Sekakornin.

Hydrastis canadensis, eine Ranunculacee, enthält Hydrastin, wird als Extractum Hydrastis fluidum mehrmals täglich zu 1,0 g pro dosi (= ca. 20 Tropfen) gegen Blutungen gegeben. Energischer wirksam als das Hydrastin ist das daraus dargestellte Hydrastininum hydrochloricum; es ist ein gelblich weißes, in Wasser leicht lösliches Pulver, das sich besonders in der Gynäkologie, aber auch bei Blutungen anderer Organe, z. B. in der Zahnheilkunde, bewährt hat. In neuerer Zeit wird es synthetisch hergestellt und gelangt in Form des Liquor Hydrastinini in den Handel. — Hydrastinin. hydrochl. **Maximaldosis: 0,03! pro dosi, 0,1 pro die.** — Chemisch dem Hydrastin nahe verwandt ist das Kotarnin (Methoxyl-Hydrastin), von dem das salzsaure Salz unter dem Namen Styptizin viel verwendet wird. Man gibt es innerlich in Tabletten zu 0,05 mehrmals täglich; auch lokal, auf blutende Wunden aufgebracht, soll es hämostatisch wirken, so bei Blutungen post extractionem, gegen die ihm übrigens eine Wirkung auch bei innerlicher Darreichung zugeschrieben wird. Unter dem Namen Kotargit wird eine Verbindung von Styptizin und Eisenchlorid in den Handel gebracht; 30%oige Kotargitwatte zur Blutstillung nach Zahnextraktionen. — Styptol ist phthalsaures Kotarnin. — Nicht offizinell ist das Extractum fluidum Hamamelis Virginicae, das zu 1,0—3,0 gegen innere Blutungen gegeben wird. — Neuerdings wird das Extrakt auch als Zusatz zum Mundspülwasser nach Zahnextraktionen gerühmt; es soll auch desinfizierend und lokal anästhesierend wirken. — Narkosia ist eine Lösung, die Hamamelisextrakt, Novocain und Suprarenin enthält.

Viel Anerkennung hat sich in den letzten 10 Jahren die Gelatine, der weiße Leim, als blutstillendes Mittel erworben. Die Art der Wirkung ist auch hier noch nicht klar, doch haben sehr zahlreiche Beobachtungen an Kranken bewiesen, daß man durch subkutane Injektionen von dünnen (etwa 2%igen) Gelatinelösungen Blutungen innerer Organe, die allen anderen Mitteln getrotzt hatten, zum Stehen bringen kann. — Die gewöhnliche käufliche Gelatine enthält zahlreiche pathogene Keime, u. a. gelegentlich auch Tetanusbazillen, so daß mehrfach Todesfälle infolge von Wundstarrkrampf sich an eine Gelatineinjektion anschlossen; auch längeres Erhitzen auf 100° bietet keine Gewähr für Sterilität. Es ist deshalb anzuraten, nur die Gelatina sterilisata pro injectione Merck, die in 10%iger Lösung in den Handel kommt, zu verwenden. — Die injizierten Mengen der dünnen Lösung waren verschieden; es sind bis zu mehreren Hundert Kubikzentimeter eingespritzt worden. — Gelatinelösungen sind auch lokal, z. B. nach Zahnextraktionen, mit angeblich gutem Erfolg verwendet worden; ferner soll die Blutung bei Zahnextraktionen geringer sein, wenn man der Lösung des vor der Extraktion injizierten Lokalanästhetikums Gelatine zusetzt.

Bei der Gerinnung des Blutes spielen die Kalksalze eine wichtige Rolle; wohl deshalb ist das Calcium chloratum innerlich als Mittel bei Zahnblutungen empfohlen worden.

Rezepte.

1. Secalis cornuti pulverati 0,3
   Sacchari 0,3
   m. f. p. d. tal. dos. X
   S. 1 stündlich 1 Pulver.

2. Hydrastinini hydrochl. 0,6
   Pulver. rad. Gent. et
   Extract. Gent. āā 3,0
   m. f. pilulae 60,0
   3 mal täglich 2 Pillen zu nehmen.

3. Calcii chlorati 4,0
   Aquae destill. 100,0
   Sirup. Papaveris 20,0
   MDS. Eßlöffelweise in 24 Stunden einzunehmen.

4. Styptizin   0,2
   Thymol   0,2
   Zinc. oxyd. 2,0
   Glyz. q. s. f. pasta.
   (Für Pulpaamputationen, nach Sigrist.)

In neuerer Zeit haben die eigenartigen Erfolge, die man mit der parenteralen Einbringung (subkutan) von Eiweiß in verschiedenen Richtungen erzielt hat, Anlaß gegeben, diese Methode auch für die Blutstillung nutzbar zu machen. So wurde gelegentlich berichtet, daß schon mit der Injektion von (nicht spezifischem) Serum Blutungen gestillt worden sind. Ein spezifisches Präparat ist das aus den Blutplättchen gewonnene **Koagulen Fonio.** Ganz besonders wird von Zahnärzten das **Clauden Fischel** (aus Lungengewebe bereitet) gelobt; das Präparat ist in physiologischer Kochsalzlösung oder in Wasser gut (kolloid) löslich. Die Lösung hat selbst bei Hämophilen, lokal angewendet, die Blutung z. B. in Extraktionswunden prompt gestillt.

XVII. Desinfizienzien und Antiseptika.

Unter dem Namen der Antiseptika versteht man Mittel, die geeignet sind, von tierischen und pflanzlichen Geweben oder von den aus solchen gewonnenen Produkten die sonst sich entwickelnde Fäulnis fernzuhalten. Schon lange bevor man wußte, daß die Fäulnis nur durch die Tätigkeit von lebenden Organismen hervorgerufen werde, waren hierzu dienliche Maßnahmen bekannt; so das Einpökeln von Fleisch, das Einlegen von Früchten in Zuckerlösung usw. Wie wir heute wissen, wirken diese Methoden dadurch, daß die Fäulnisbakterien sich in der konzentrierten Salz- oder Zuckerlösung nicht entwickeln können. — Durch Erhitzen wird das Eiweiß der Bakterienzellen koaguliert, diese somit getötet. — Die eigentlichen Antiseptika unterscheiden sich hiervon dadurch, daß sie im Gegensatz zu dieser physikalischen Beeinflussung die Fäulniserreger chemisch verändern; infolgedessen verlieren diese die Fähigkeit, sich zu entwickeln und zu vermehren, ohne aber abzusterben. Als Desinfizienzien bezeichnet man meist die chemischen Substanzen, die Fäulnis- und vor allem Eitererreger abzutöten vermögen. Doch wird im gegenwärtigen Sprachgebrauch diese Unterscheidung kaum mehr aufrechterhalten; und mit Recht, da ja alle Desinfizienzien naturgemäß Antiseptika sind, und es wohl kaum ein chemisches Antiseptikum gibt, das nicht auch irgendwelche schädliche Mikroorganismen zu töten vermöchte.

In der allgemeinen Chirurgie ist der Gebrauch der Desinfektionsmittel im Laufe der Zeit immer mehr eingeschränkt worden. Verschiedene Momente waren der Anlaß dazu. Einmal kennen wir keine Antiseptika, die bei ausreichend antiseptischer Kraft soweit ungiftig und reizlos sind, daß man sie ohne Schaden in reichlicher Menge auf Wunden aufbringen könnte; demgemäß stellte sich bald die Unmöglichkeit heraus, die menschlichen Gewebe (mit wenigen Ausnahmen) wirklich keimfrei zu machen. Dann hat es sich gezeigt, daß der Heilungsverlauf der meisten Wunden, ganz besonders der reinen, vom Arzte bei der Operation gesetzten, sich viel günstiger gestaltet, wenn man keine Antiseptika angewendet hatte, sobald die Wunde nur möglichst rein, aseptisch, geblieben war. Desinfizienzien werden jetzt deshalb vor allem dazu verwendet, die Hände des Operateurs, das Operationsfeld und die Instrumente, soweit sie nicht durch Hitze sterilisierbar sind, von den Eitererregern zu befreien. Wunden werden meist nur dann mit stärkeren Desinfizienzien behandelt, wenn sie schon stark eitern oder jauchig sind. — Die Mundhöhle nimmt insofern eine Ausnahmestellung ein, als es in der Tat mit einigen unserer starken Desinfizienzien gelingt, sie für kurze Zeit ohne Schädigung keimfrei zu machen; Desinfektion ist daher bei allen entzündlichen Prozessen, die sich dort abspielen, sehr aussichtsvoll. — Für einzelne Arten der Eitererreger gibt es auch Substanzen, denen man eine spezifische, besonders starke, abtötende Kraft zuschreibt, z. B. den Silbersalzen gegenüber dem Gonokokkus.

Eine chemische Substanz kann nur dann desinfektorische Wirkung ausüben, wenn sie in den Körper des Bakteriums eindringen und dort das lebende Eiweiß, das Protoplasma, zu seiner Funktion untauglich machen kann. Hierfür sind verschiedene Möglichkeiten vorhanden. Am einfachsten geschieht dies durch Gerinnung; so wirkt ja auch die Hitze; Erwärmung über 100° läßt Eiweiß mit Sicherheit gerinnen. Und darauf beruht vielleicht die Desinfektionskraft einiger vielgebrauchter Mittel, wie des Alkohols und des Karbols. Ist nun die Art der Einwirkung eine derartige oder ähnliche, so braucht das betreffende Desinfiziens nicht eine chemische Verbindung mit dem Bazillenleibe einzugehen, um den Mikroorganismus zu töten. — Andrerseits aber beruht gerade auf Bildung einer festen chemischen Verbindung mit Eiweiß das keimwidrige Vermögen einer wichtigen Klasse von Desinfektionsmitteln, der Metallsalze. Dieser Unterschied in der Wirkungsweise der Substanzen bedingt eine wesentliche Verschiedenheit in der Art der Anwendung. Ein noch so kräftiges Desinfiziens der zweiten Klasse, beispielsweise das Sublimat, kann nur oberflächliche Keime töten, aber nicht in die Tiefe dringen, da es sich rasch mit den Eiweißstoffen des Gewebes verbindet und so festgelegt wird, was beim Karbol und anderen nicht der Fall ist. — Noch ein anderer prinzipieller, wenn auch praktisch weniger in Betracht kommender Unterschied besteht zwischen den Metallsalzen und den anderen Desinfizienzien. Die Metallsalze sind in ihren Lösungen, wie alle Salze, dissoziiert, in ihre Ionen zerfallen, d. h. bei den in Betracht kommenden dünnen Lösungen existiert nicht eine Lösung von beispielsweise Quecksilberchlorid, $HgCl_2$, in Wasser, sondern das Wasser enthält elektrisch verschieden geladene Hg-Ionen und Cl-Ionen. Man hat nun zeigen können, daß im wesentlichen nur das elektrisch geladene Hg, das Hg-Ion, desinfiziert; solche Quecksilberverbindungen, die keine Hg-Ionen enthalten, sind wenig oder gar nicht wirksam und die Desinfektionskraft nimmt bei den wirksamen Verbindungen ungefähr entsprechend dem Grade der Dissoziation, dem Zerfall in Ionen, der bei den einzelnen Metallen und Säuren verschieden ist, zu. Doch ist dieser Umstand nicht allein ausschlaggebend; für das Desinfektionsvermögen kommt auch noch die Fähigkeit der einzelnen Salze in Betracht, in den Zellenleib einzudringen. Sublimat besitzt diese Fähigkeit in hohem Maße und wirkt deshalb desinfektorisch stärker als andere Quecksilbersalze, obgleich diese besser dissoziiert sind. — Von den anderen, den meisten organischen Desinfektionsmitteln (wie Karbol), sind zwar auch einige teilweise dissoziiert, doch übt dies keinen Einfluß auf ihre Wirkung; bei ihnen ist das gesamte Molekül dasjenige, dem die keimtötende Eigenschaft zukommt. — Auch noch andere physikalisch-chemische Einflüsse sind für die Intensität der desinfektorischen Wirkung bedeutungsvoll; so hat man festgestellt, daß Zusatz von Kochsalz zu einer Phenollösung deren Wirkung erhöht, zu einer Sublimatlösung sie verringert. Das liegt an Folgendem: die desinfektorische Wirkung hängt u. a. auch davon ab, wie das Mittel sich zwischen Bakterium und seinem Lösungsmittel verteilt, d. h. ob es leicht aus der Lösung in den Zellenleib übergeht; je leichter dies erfolgt, desto stärker die Wirkung. Nun ist Phenol in Kochsalzlösung schlechter löslich als in reinem Wasser, seine Tendenz, die Lösung zu verlassen, ist dann größer und damit auch die Tendenz, in den Bakterienleib einzudringen, d. h. zu desinfizieren. Das Sublimat ist umgekehrt in Wasser, das Kochsalz enthält, besser löslich als ohne dieses, und dadurch sinkt die Desinfektionskraft.

Die Antiseptika beseitigen naturgemäß auch alle der Fäulnis entstammenden üblen Gerüche, sobald sie der Fäulnis selbst ein Ende setzen. Es gibt jedoch auch einige Substanzen, die sehr gut desodorieren, trotzdem sie nur geringe oder gar keine desinfektorische Kraft besitzen.

Im folgenden sollen zuerst die anorganischen Antiseptika, im wesentlichen die ional wirkenden umfassend, dann die organischen behandelt werden; einige Antiseptika sind bereits unter den Adstringentien, die ja alle, wie erwähnt, keimtötend wirken, besprochen worden.

1. Anorganische Desinfizienzien.

Chlor und Chlorverbindungen.

Das freie Chlorgas wirkt oxydierend und dadurch zerstörend auf alle organischen Substanzen und ist deshalb ein sehr starkes Antiseptikum; da aber natürlich die zerstörende Wirkung sich nicht auf die Bakterien beschränkt, sondern sich auch auf die menschlichen Gewebe erstreckt, ist die praktische Verwertung nur beschränkt möglich. Offizinell ist Aqua chlorata, Chlorwasser, eine klare gelbgrüne, erstickend riechende Flüssigkeit, die durch Einleiten von reinem Chlorgas in Wasser bereitet wird; sie enthält 0,4—0,5 % freies Chlorgas. Als allgemeines Desinfektionsmittel (auch für Instrumente) ist das Chlorwasser nicht brauchbar, da es sich zu leicht zersetzt. In der Zahnheilkunde wird es selten, bei stark eitrigen Entzündungen in der Mundhöhle zum Pinseln, und auch als Gurgelwasser benutzt. Innerlich ist es, eßlöffelweise, gegen Cholera und andere infektiöse Prozesse im Darm empfohlen worden; wahrscheinlich wäre hier die Anwendung zwecklos.

Calcaria chlorata (nicht zu verwechseln mit Calcium chloratum, Kalziumchlorid, Chlorkalzium, $CaCl_2$), Chlorkalk, besteht aus einem Gemenge von Chlorkalzium, unterchlorigsaurem Kalk und Ätzkalk. Durch Zusatz einer Säure wird unterchlorige Säure und Chlor frei. — Der Chlorkalk wird für sich allein in der inneren Medizin und Chirurgie kaum mehr gebraucht; sein Hauptanwendungsgebiet ist die Desinfektion größerer Räume, Latrinen usw.; hier rechnet man 0,25 kg Chlorkalk + 0,35 kg roher Salzsäure auf einen Kubikmeter Raum. — Sehr gut bewährt hat sich aber das aus Chlorkalk dargestellte Natriumhypochlorit; meist wird es in Form der sogenannten Dakinschen Lösung verordnet; das ursprüngliche Rezept für diese lautete; Calcar. chloratae 20,0, Aqu. dest. 1000,0, Natr. carbon. 40,0, Acid. boric. q. s. ad react. neutr.; — neuerdings wurde Milchsäure statt der Borsäure zur Neutralisation vorgeschrieben. — Man hat mit der Dakinschen Lösung bei allen Infektionen, besonders bei stark jauchenden Wunden, Gasbrand und Ähnlichem Erfolge erzielt. — Ungefähr dasselbe wie die Dakinlösung ist der Liquor Natrii hypochlorosi; Antiformin ist eine Lösung, die Natr. hypochlorosum und Kaliumhydroxyd enthält. — Die Hypochloritlösungen werden bei Behandlung der **Pulpugangrän** verwendet. — In der Zahnheilkunde wird von der Eigenschaft des freien Chlors, organische Farben zu zerstören, Gebrauch gemacht, um verfärbte Zähne zu bleichen. Man bringt frische Chlorkalklösung (ältere entwickelt kein freies Chlor mehr) auf die verfärbte Stelle und setzt durch einige Tropfen einer starken Säure (etwa Oxalsäure oder Essigsäure) Chlor m Freiheit. — Auch als Bestandteil bleichender Zahnpulver kann der Chlorkalk für kurze Zeit dienen; als Mundwasser ist der Chlorkalk, wenn es sich nicht gerade um schwer jauchende Prozesse, z. B. Noma, handelt, wohl entbehrlich.

Kalium chloricum, das sehr leicht aus dem Magendarmkanal resorbiert wird, verwandelt im Blute das rote Oxyhämoglobin in braunes Methämoglobin, welch letzteres zum Sauerstofftransport in die Gewebe untauglich ist; auch zerfällt dann ein großer Teil der Blutkörperchen, es kommt zu Nierenentzündung und Ikterus. Der innerliche Gebrauch des chlorsauren Kaliums ist deshalb besser zu vermeiden; dagegen ist der Gebrauch als Gurgelmittel bei einiger Vorsicht und in Zahnpasten unbedenklich. Ist Vergiftung, die gelegentlich auch bei äußerem Gebrauch, z. B. durch Verschlucken des Gurgelwassers, beobachtet wurde, eingetreten. so muß man hauptsächlich für reichliche Diurese sorgen, die am besten durch alkalische Getränke, Lösungen von Natrium bicarbonicum u. ä., hervorgerufen wird. — Gute Dienste leistet das chlorsaure Kalium bei der Reinhaltung und Säuberung der Mundhöhle, zu der 2 bis 5 %ige Lösungen als Gurgelwasser gebraucht werden; es wird von einzelnen bei geschwürigen Prozessen im Munde auch innerlich gegeben, da es zum Teil durch die Speicheldrüsen ausgeschieden wird; der Gefahr einer Vergiftung wegen tut man wohl auch hier gut, es nur lokal anzuwenden. Ob es den bei Mundentzündungen so lästigen Speichelzufluß zu hemmen vermag, ist strittig.

Rezepte.

<table>
<tr><td>

1. Aquae chloratae 50,0
   Aquae destill. 100,0
   MDS. Gurgelwasser.

</td><td>

2. Calcariae chloratae 1,0
   Magnes. carbon. 2,0
   Calcar. carb. praecip. 20,0
   Olei menth pip. 1,0
   M. f. pulv. subtilissim.
   S. Bleichendes Zahnpulver.
               (Greve.)

</td></tr>
</table>

3. Kalii chlorici 4,0
   Aqu. Menth. pip. 50,0
   Aqu. dest. ad 200,0
   MDS. Mundwasser.

Hier sei erwähnt, daß die Alkalisalze des **Fluors** (NaFl, KFl) stark desinfizieren, ihrer Giftigkeit und starken Reizwirkung wegen aber praktisch keine Bedeutung haben. — Ein Fluorpräparat **Noxolith** ist, wie so vieles Andere, gegen **Alveolarpyorrhoe** empfohlen worden; **Tartarsolvent** („Ammoniumbifluorid") soll ebenfalls bei Alveolarpyorrhoe geholfen haben.

Jod und Jodverbindungen.

Die Lösungen des freien **Jods** sind schon oben erwähnt. Zur Händedesinfektion wird außer der Jodtinktur, die nach gründlichem Waschen auf die Hand gepinselt wird, auch **Jodbenzin** empfohlen; der Operateur bürstet sich ca. 5 Minuten lang die Hände mit einer Lösung von 1 Teil Jod auf 1000 Benzin.

Jodtrichlorid, JCl_3, in Wasser sehr gut löslich, ist eins der stärksten Desinfizienzien, die wir besitzen, wird aber seiner Reizwirkung und der schlechten Haltbarkeit seiner Lösungen wegen nur wenig benutzt. — Da die Lösungen sauer reagieren, sind sie für die Mundhöhle, trotzdem sie diese ziemlich schnell keimarm machen, nicht geeignet.

(Die organischen Jodverbindungen s. unter *Jodoform*.)

Kalium permanganicum, übermangansaures Kalium, $KMnO_4$, dunkelviolette, zu etwa 5% in Wasser lösliche Kristalle. — Es gibt bei Berührung mit organischen Substanzen sehr leicht Sauerstoff an diese ab; hierauf beruht seine desinfektorische Wirkung, die allerdings nicht sehr groß ist. — Innerlich wird es gar nicht gebraucht, und auch äußerlich nimmt man es mehr als **Desodorans**, um üble Gerüche zu beseitigen, denn als Desinfiziens. — Als Mundwasser setzt es bei längerem Gebrauch häufig an den Zähnen einen braunen Belag ab, der aus Braunstein besteht; auch der längere Gebrauch als **Zahnpaste** soll nicht empfehlenswert sein.

Rezept.
Kalii permanganici 4,0
Aquae destill. 100,0
MDS. Äußerlich; 20 Tropfen auf 1 Glas
Wasser zum Gurgeln.

Acidum boricum, $B(OH)_3$, Borsäure, farblose, in Wasser zu 4, in Spiritus zu etwa 7% lösliche Kristalle. — Die desinfektorische Wirkung ist nicht sehr stark, dafür besitzt die Borsäure aber auch so gut wie gar keine Reizwirkung; auch ihre

Giftigkeit ist relativ gering, so daß sie lange Zeit als Konservierungspräparat für Nahrungsmittel benutzt wurde (jetzt untersagt). — Die Borsäure wird sehr viel in Lösungen zur Befeuchtung von Verbänden, als Mundwasser, zu Blasenspülungen usw. verwendet; auch in Form der Salbe, Unguentum acidi borici (1 Teil Borsäure auf 9 Teile Paraffinsalbe), ist ihr Gebrauch sehr ausgedehnt. Ferner wird sie als Pulver in die Nase oder den Gehörgang eingeblasen. —

Rezepte.

1. Acid. borici 5,0
   Olei menth. pip. 2,0
   Spiritus ad 100,0
   MDS. 5 Gramm (1 Teelöffel) auf
   ¹/₂ Glas Wasser zum Gurgeln.

2. Acidi borici 2,0
   Glycerini 20,0
   MDS. Borglyzerin, zum Pinseln.

3. Acid. borici 3,0
   Aqu. dest. 100,0
   MDS. Zu Spülungen.

Natrium biboracicum, Borax, $Na_2B_4O_7$, weiße in 17 Teilen Wasser lösliche Kristalle. — Früher innerlich als Diuretikum, jetzt nur noch äußerlich in der Augenheilkunde und besonders als schwaches Desinfiziens für die Mundhöhle gebraucht (bei Soor, Aphthen und ähnl.); auch gegen Hyperästhesie der Mundschleimhaut in $3^0/_0$iger Lösung empfohlen. — Boroform s. unter Formaldehyd.

Acidum sulforosum, H_2SO_3, schweflige Säure, ein Gas von stechendem Geruch, entsteht bei der Verbrennung von Schwefel. — Wurde früher ebenfalls in Form des Na-Salzes zur Konservierung von Fleisch, Wurst usw. verwendet; jetzt verboten. — Zur Desinfektion von Räumen wurde die Säure früher viel benutzt, indem man durch Verbrennen von Schwefel in offenen Schalen das Gas entwickelte. Jetzt wird hierfür meist Formaldehyd verwendet; neuerdings wird das „Ausschwefeln" bei einigen Erkrankungen der Haustiere mit gutem Erfolge vorgenommen. — In der Zahnheilkunde wurden gelegentlich dünne Lösungen zum Mundspülen bei Alveolarpyorrhoe empfohlen.

Natrium thiosulfuricum, $Na_2S_2O_3$, unterschwefligsaures Natron, große, in Wasser sehr gut lösliche Kristalle; besitzt geringe desinfektorische Wirkung. — In der Zahnheilkunde wurde es trocken mit Borsäure etwa zu gleichen Teilen gemischt zum Bleichen mißfarbiger Zähne empfohlen. — Um den üblen Geruch aus kariösen Zähnen zu beseitigen, bringt man es in konzentrierter Lösung (1 Teil auf 1 Teil Wasser) mit einem Wattebäuschchen in die Zahnhöhlung.

9*

Acidum osmicum, Osmiumsäure, Perosmiumsäure, wird in 3%iger ätherischer Lösung bei Pulpairritation an Stelle des Formaldehyds empfohlen; man bringt einen mit der Lösung getränkten Wattebausch auf die freiliegende Pulpa und verschließt dann. — Gegen Trigeminusneuralgie wurde von einigen Chirurgen mit gutem Erfolge die 1%ige Lösung (manchmal auch zusammen mit Antipyrin) in den betreffenden Nervenast injiziert.

Wasserstoffsuperoxyd, H_2O_2, eine klare Flüssigkeit, ist unverdünnt wenig haltbar; im Handel sind 30%ige Lösungen, meist mit Zusatz von Salzsäure, um die Haltbarkeit zu erhöhen; das Merck'sche Wasserstoffsuperoxyd, Perhydrol genannt, ist säurefrei. — Die desinfektorische Wirkung des H_2O_2 beruht darauf, daß es sehr leicht Sauerstoff an die Gewebe abgibt; ganz besonders rasch geht diese Sauerstoffabgabe vor sich, wenn das Wasserstoffsuperoxyd mit Blut oder Eiter in Berührung kommt; durch die starke Gasentwickelung entsteht dann Schaum. — Die antiseptische Wirkung des H_2O_2 ist sehr erheblich; schon nach einer Einwirkung von wenigen Minuten werden die Bakterien der Mundhöhle durch eine $1—3\%$ige Lösung getötet. — Stärkere Lösungen (über 10%) ätzen Wunden und Schleimhäute, doch ist die Ätzung nicht tief und das dabei auftretende Brennen geht bald vorüber. Wasserstoffsuperoxyd wird in der Chirurgie zur Desinfektion von Fisteln, in der Nase, im Ohr, zu Spülungen usw. sehr viel verwendet. Auch lockert es in den Wunden festgeklebte Verbandstoffe, Tampons, und erleichtert so den Verbandwechsel. In der Zahnheilkunde werden $1—3\%$ige Lösungen nach Amputation geätzter Pulpen, bei der Behandlung von Zahnfleischfisteln, Alveolar- und Gaumenabszessen, bei Empyem der Highmorshöhle usw. gebraucht. — Bei Alveolarpyorrhoe kann das säurefreie Wasserstoffsuperoxyd (Perhydrol) unverdünnt benutzt werden, da es die Zähne nicht entkalkt. — Auch gegen Dentinhyperästhesie ist die 30%ige Lösung mit Erfolg benutzt worden. Bei der Wurzelbehandlung dient Wasserstoffsuperoxyd zur Reinigung der Wurzelkanäle. — Die 1%ige Lösung des Perhydrols kann als Mundwasser dienen. — Neuerdings hat man Verbindungen von H_2O_2 mit indifferenten organischen Substanzen dargestellt, die das H_2O_2, bzw. den Sauerstoff sehr leicht abspalten, so daß man sie als festes Wasserstoffsuperoxyd betrachten kann. Zu erwähnen ist von diesen das Ortizon (H_2O_2 + Harnstoff), das in Form von Tabletten, Granulis und Stiften (für Fistelgänge) im Handel ist.

Liquat ist essigsaure Tonerde + H_2O_2.

Vom Wasserstoffsuperoxyd existieren noch einige Verbindungen:

Natriumperoxyd, Na_2O_2, weißes, leicht wasserlösliches, zersetzliches Pulver. Es wird in der Zahnheilkunde fast nur zum Bleichen der Zähne benutzt; da sich hierbei freies Alkali (Natronlauge) bildet, muß dieses durch irgendeine Säure neutralisiert werden. — Will man es, wie empfohlen, zusammen mit Glyzerin zum Sterilisieren der Wurzelkanäle gebrauchen, so muß berücksichtigt werden, daß das Gemisch beim Erwärmen explosibel ist.

Magnesiumsuperoxyd MgO_2; wird innerlich gegen sehr verschiedene Affektionen empfohlen, der Nutzen ist zweifelhaft; äußerlich soll es sich ganz besonders zur Zahnpflege, zu Zahnpulvermischungen usw. eignen.

Zinkperoxyd, als Wundheilmittel; auch in Salbenform.

Natrium perboricum wird aus Borax, Natriumhydrat und Perhydrol dargestellt; trocken ist es haltbar, wenn man es aber in Wasser löst, so spaltet sich schnell Wasserstoffsuperoxyd ab. — Das Mittel ist als Streupulver oder in frisch bereiteter wäßriger Lösung gegen Mittelohrerkrankungen, Schnupfen, Kehlkopfkatarrhe usw. benutzt worden. — Pergenol ist Natrium perboricum + saurem weinsaurem Natrium.

Leukozon ist Kalziumperborat + Talkum; einmal aufgestreut soll es, ohne zu reizen, lange Sauerstoff entwickeln.

Rezepte.

1. Acidi osmici 0,6
   Aetheris 20,0
   MD. In vitro nigro. S. Äußerlich.

2. Hydrogenii peroxydati purissimi
   (30 %) 10,0
   Aqu. dest. ad 100,0
   MDS. 3 %ige Wasserstoffsuperoxydlösung.

Kalkpräparate. Chlorkalk ist schon oben erwähnt worden; ebenso der Ätzkalk. Kalziumsulfid wird nur, als sehr vorsichtig anzuwendendes, Enthaarungsmittel gebraucht. — Viel zu Zahnpulvern und Zahnpasten verwendet wird die Kreide, kohlensaurer Kalk, Calcium carbonicum praecipitatum, in Wasser fast unlösliches Pulver, z. B. nach folgendem Rezept (Miller):

Calcii carbon. praecipitat. 100,0
Rhizom. Iridis pulv. 5,0
Oss. Sep. pulv. 4,0
Sacchari alb. 2,0
Myrrhae pulv. 2,0
Mell. et Glycer. āā q. s. ut fiat pasta
S. Zahnpaste.

Quecksilberpräparate. Das metallische Quecksilber wird als Desinfektionsmittel und auch sonst, außer in Form der sog. grauen Salbe zur Behandlung der Syphilis (s. o. S. 104), nicht benutzt. Das wasserlösliche, kolloidale Quecksilbermetall, Hydrargyrum colloidale oder Hyrgol hat sich keine weitere Verbreitung zu erringen vermocht. —

Das weitaus am meisten benutzte Quecksilberpräparat ist das Hydrargyrum bichloratum corrosivum, das Sublimat. Dieses ist eins der stärksten der gebräuchlichen Desinfizienzien, besitzt aber, wie auch der Name besagt, starke Reizwirkung. Lösungen von 1:5000 genügen schon, um in wenigen Minuten die Mundhöhle keimfrei zu machen; doch wird es als Mundwasser seiner Giftigkeit (s. o. S. 104) und wohl seines schlechten Geschmackes wegen nicht benutzt. Auch bei Stomatitis mercurialis nimmt man besser andere Mittel, da man mit Sublimat dem Körper ja neuerdings Quecksilber zuführen würde. — Zur Desinfektion von Metallinstrumenten ist Sublimat nicht brauchbar, da sich bei längerem Verweilen solcher auch in dünnen Lösungen Amalgam (Verbindung von Quecksilber mit einem anderen Metall) bildet. — Zur Händedesinfektion nimmt man die Lösung 1:1000; ebenso zur Desinfektion des Operationsfeldes. — Zur Behandlung und Konservierung der Pulpenreste ist Sublimat an sich geeignet, verfärbt aber die Zähne. — Sublimat besteht aus farblosen Kristallen, die in Wasser zu etwa $6\,^0/_0$, in Alkohol und Äther viel besser löslich sind. Die Löslichkeit in Wasser wird durch Zusatz von Kochsalz sehr erhöht (seine Desinfektionskraft aber vermindert, s. o. S. 127), die käuflichen Sublimatpastillen enthalten daher Sublimat und Kochsalz zu gleichen Teilen; sie werden rosa gefärbt, damit man die sonst farblosen, giftigen Lösungen von anderen Flüssigkeiten unterscheiden kann. — Das Sublimat muß stets in destilliertem Wasser gelöst werden, da sich in gewöhnlichem Wasser leicht Niederschläge bilden.

Die Salze, die das Quecksilber mit anderen Säuren (Salpetersäure, Schwefelsäure) bildet, werden praktisch nicht verwendet. Dagegen wird von manchen das Sublamin, eine Verbindung von Quecksilbersulfat und Äthylendiamin, gelobt; die Hautreizung, die das Sublimat sehr häufig an den Händen der Operateure hervorruft, soll beim Sublamin nicht vorkommen. In der Desinfektionswirkung ist es schwächer als Sublimat; man nimmt deshalb zur Händedesinfektion eine $2-3\,^0/_{00}$ige Sublaminlösung.

Hydrargyrum cyanatum, $HgCn_2$, Quecksilberzyanid, hat den Vorzug, fast ohne Reizwirkung zu sein und die Instrumente wenig anzugreifen; durch Zusatz von Borax soll die letztere Schädlichkeit noch mehr vermindert werden. — Um die Lösungen kenntlich zu machen, färbt man sie mit Fluoreszein. Man nimmt ebenso wie vom Sublimat 1:1000 für Instrumente. — Maximaldosis bei innerlicher und subkutaner Anwendung (gegen Syphilis): 0,02! pro dosi, 0,06! pro die.

Hydrargyrum oxycyanatum (nicht offizinell); das im Handel befindliche, klinisch erprobte Präparat besteht aus einem Gemenge von Hydrargyrum cyanatum und Hydrarg. oxycyanatum (chemisch $HgCn_2 \cdot HgO$); zur Händedesinfektion als reizlos und für die Instrumente empfohlen.

Hydrargyrum salicylicum wird meist gegen Syphilis (subkutan) verwendet; die früher gebräuchliche Anwendung zur Wurzelfüllung ist zu widerraten, da die Zähne danach dunkel werden (Heitmüller).

Zur Syphilisbehandlung sind noch eine große Zahl von Verbindungen des Quecksilbers mit organischen Substanzen empfohlen worden, die reizlos sind und im Organismus langsam Quecksilber abspalten; genannt seien: Asurol, Enesol und Quecksilbersuccinimid.

Rezepte.

1. Hydrargyri bichlorati 0,0075
   Thymoli
   Tannini ā̄ 0,005
   m. f. pastill.
   Zur Wurzelbehandlung.
   (Miller.)

2. Hydrargyri cyanati 1,0
   Natrii biboracici 2,0
   Kalii chromic. flav. 0,05
   Fluorescein 0,001
   Aqu. dest. ad 1000,0
   MDS. Äußerlich. (Lemaire.)

3. Hydrargyri oxycyanati 1,0
   Mucilago gumm. tragacanth.
   (1 %) 100,0
   Glycerini 10,0
   Aqu. dest. ad 1000,0
   MDS. Äußerlich; für Instrumente.

Silberpräparate. Die gebräuchlichsten Silberpräparate sind bereits (oben S. 112 und S. 115) erwähnt worden. — Das wasserlösliche, kolloidale Silber, Argentum colloidale, ist wenig giftig und reizt auch nicht. Die ihm von einigen Seiten zugeschriebene, fast spezifische Wirkung bei schweren septischen Erkrankungen besitzt es wahrscheinlich nicht; es ist innerlich, subkutan, äußerlich (als Salbe) und sogar intravenös gegeben worden. — Als Mundwasser soll es lange Zeit ohne Schädigung der Zähne benutzt werden können.

Dymal, salizylsaures Didym, ist zur Behandlung der Pulpagangrän, zur Wurzelfüllung, bei einfachen Pulpaerkrankungen. zur Nachbehandlung der Extraktionswunden und gegen Dekubitalgeschwüre im Munde empfohlen worden.

2. Organische Desinfektionsmittel.

Formaldehyd, $HCOH$, ist bei gewöhnlicher Temperatur gasförmig; beim Erhitzen geht es leicht in das feste Paraformaldehyd über, das im allgemeinen zu Desinfektionszwecken unbrauchbar ist. Formaldehyd riecht stechend und reizt alle Schleimhäute (Augen, Lungen usw.) sehr stark. — Offizinell ist eine Lösung, die 35 Teile gasförmigen Formaldehyd in 100 Teilen Wasser enthält; im Handel ist es als $40^0/_0$ige Lösung unter dem Namen Formalin.

Formaldehyd kann, trotzdem es für den Gesamtorganismus wenig giftig ist, innerlich oder subkutan nicht verwendet werden, da auch dünne Lösungen noch lokal reizen. — Außer zu Desinfektionszwecken wird es noch äußerlich (Pinselung mit relativ starken Lösungen) zur Verminderung übermäßiger Schweißsekretion (z. B. bei Schweißfüßen) verordnet.

Die Desinfektionskraft des Formaldehyds ist recht groß, doch steht seiner Verwendung zur Desinfektion von Haut und Instrumenten seine Reizwirkung (durch stärkere Lösungen wird die Haut wie gegerbt), der stechende Geruch und die Flüchtigkeit des Gases entgegen. — Es wird deswegen hauptsächlich benutzt, um Wohnungsräume und infizierte Gebrauchsgegenstände (Kleider) zu desinfizieren; dazu wird es in geeigneten Apparaten, die den Übergang in das Paraformaldehyd verhüten, vergast, indem gleichzeitig reichlich Wasserdampf entwickelt wird; trockene Formaldehyddämpfe sind wenig wirksam. Nach einer gewissen Zeit wird in dem Raum Ammoniak verdampft, mit dem sich das Formaldehyd zu Hexamethylentetramin (Urotropin) verbindet. (Um die Benutzung der besonders konstruierten Vergasungsapparate zu umgehen, wird neuerdings das Autan empfohlen, ein Gemenge von festem Formalin mit Metallsuperoxyden, das beim Übergießen mit Wasser Formaldehyd- und Wasserdämpfe entwickelt.)

In der Zahnheilkunde ist das Formaldehyd in ziemlich konzentrierter alkoholischer Lösung zu Zahnpasten, zur Behandlung der Karies und, als festes Paraformaldehyd, als Zusatz zu Wurzelfüllmassen empfohlen worden; ganz ausgezeichnete Dienste leistet es in Kombination mit Trikresol (s. d.).

(Zu mikroskopischen Zwecken wird das Formaldehyd, etwa 4%ige Lösung, als Härtungsmittel viel gebraucht.)

Hauptsächlich wegen der starken Reizwirkung des Formaldehyds sind eine große Reihe von Ersatzpräparaten dargestellt worden, von denen hier einige erwähnt seien; der gemeinsame Gedanke bei ihrer Darstellung war der, daß sie erst in Berührung mit den Geweben langsam Formaldehyd abspalten.

Amyloform ist eine Verbindung von Formaldehyd und Stärke; Belloform besteht aus Kohlenwasserstoffen, Seife, Kresolen und Formaldehyd, soll in 2—3%iger Lösung sich zur Händedesinfektion eignen. — Formamint ist Milchzucker und Formaldehyd und soll angeblich bei Anginen und Stomatitis mercurialis sehr gute Dienste leisten; in Tabletten im Handel, von denen nicht mehr als sechs an einem Tage genommen werden sollen. — Phenyform ist ein Kondensationsprodukt aus Phenol und Formaldehyd. — Boroform soll „das Natriumsalz der Glyzeroborsäure in Verbindung mit Formaldehyd" sein; die 1%ige Lösung greift Instrumente selbst nach mehrtägigem Liegen nicht an, die 1—2%ige Lösung ist zur Behandlung von Extraktionswunden benutzt worden; die 20%ige Lösung reizt (Pudenz). — Lysoform ist eine mit Formaldehyd imprägnierte Kaliseifenlösung; 1—3%ige Lösung zur Desinfektion von Instrumenten, Händen usw.

Rezepte.

1. Formalini 10,0
   Glycerini 20,0
   MDS. Zum Pinseln von Geschwüren.

2. Formalin (40 %)
   Alkohol (80 %) āā 40,0
   Ol. Geranii 20,0
   MDS. Äußerlich. (Zur Behandlung der Zahnkaries, nach André-Marion.)

3. Calc. carbon. praecipt.   500,0
   Magnes. carbon. plv.   68,0
   Rhizom. Irid. plv. subtil. 40,0
   Formalini   9—12,0
   Glycerini   100,0
   Mucilag. Gummi arab.   200,0
   Ol. Menth. pip.   4,0
   Ol. Eucalypti   1,5
   Ol. Caryophyll.
   Ol. Calami   āā gtt. 10,0
   Carmin q. s.
   m. f. l. artis pasta.
   (Formalinzahnpaste nach Twiselmann.)

Jodoform und Jodoformpräparate.

Jodoformium, CHJ_3, ist ein gelbes Pulver von durchdringendem, unangenehmem Geruch, in Wasser fast unlöslich, in Alkohol mäßig und in Äther sowie in Fetten gut löslich.

Die Desinfektionskraft des Jodoforms ist an sich gering, trotzdem ist es für gewisse Zwecke ein ausgezeichnetes Desinfiziens, da es in Berührung mit Geweben, Eiter usw., zumal wenn die Luft wenig Zutritt hat, jodhaltige Produkte von hoher keimtötender Kraft abspaltet.

Jodoform ist nicht ungiftig; es sind vielfach bei Anwendung zu großer Mengen ziemlich schwere Vergiftungen vorgekommen; man beobachtete dann Benommenheit, starke Unruhe, Delirien und Zirkulationsschädigung; mehrmals ist auch der Tod im Kollaps eingetreten. — Viele Menschen bekommen, sobald ihre Haut mit Jodoform in Berührung kommt, Hautentzündungen (Ekzeme). — Das Jodoform wird der Giftigkeit und des üblen Geruches wegen nicht mehr sehr viel gebraucht; gute Dienste leistet es bei Mittelohrkatarrhen, Schankern und ganz besonders bei tuberkulösen Drüsen- und Knochenaffektionen; hier ist es bisher durch kein anderes Mittel zu ersetzen gewesen. — Über seinen Wert für die Zahnheilkunde (bei putriden Wurzeln usw.) sind die Meinungen geteilt; gegen Alveolarpyorrhoe ist Tamponade mit Jodoformgaze neben chirurgischer Behandlung des Zahnfleisches empfohlen worden (Partsch). — Die zur Einheilung in tuberkulöse Knochenherde benutzte Jodoformplombe nach Mosetig wird in schwächerer Zusammensetzung bei Wurzelspitzenresektion verwendet.

Jodoform hat eine Maximaldosis: 0,2! pro dosi, 0,6! pro die, wird aber innerlich nicht mehr gegeben.

Um dem Jodoform seinen Geruch zu nehmen, wird es mit Kumarin, Terpentinöl oder anderen angenehm riechenden Substanzen versetzt.

Rezepte.

1. Jodoformii 10,0
   Glycerini 100,0
   MDS. Vor dem Gebrauch zu
      schütteln. (Zur Injektion in
      tuberkul. Herde.)

2. Jodoformii 10,0
   Olei Sesami 15,0
   Cetacei 30,0
   M. Jodoformplombe nach
      Wurzelspitzenresektion.
                      (Mayrhofer.)

3. Olei ligni Sassafras gutt. II
   Jodoformii ad 10,0
   DS. Äußerlich. (Jodoformium
      desodoratum; Formula Magistral. Berol.)

Für das Jodoform sind sehr viel Ersatzmittel in den Handel gebracht worden, von denen aber kein einziges imstande gewesen ist, es zu verdrängen. — Hier seien nur einige genannt: Aristol, Dijoddithymol, Airol (gallussaures Wismutoxyjodid), Europhen (Isobutylorthokresoljodid), Jodol (Tetrajodpyrrol), Traumatol (Jodkresin). Einige von den genannten haben sich, beispielsweise in der Behandlung von Hautkrankheiten, gut bewährt, kommen aber für die Indikationen, für die man das Jodoform benutzt, nicht in Betracht. — Ein anderes Jodpräparat, das Isoform, (p. Iodoanisol) besitzt starke antiseptische Wirkung (es soll auch Sauerstoff abspalten), reizt aber lokal; bei Stomatitis mercuralis wird eine Isoformpaste empfohlen; die $10\,^0/_0$ ige Isoformgaze soll bei ulzerierender Stomatitis nützlich sein.

Auch das oben schon erwähnte, meist als „allgemeines" Jodmittel gebrauchte Iothion hat in der Zahnheilkunde Anwendung als Desinfiziens gefunden; so ist es in konzentrierter Form (Iothion 25,0, Alkohol 6,0, Glyzerin 5,0) zur Behandlung des Wurzelkanals (und auch gegen Alveolarpyorrhoe) gebraucht worden. Dünnere Lösungen dienen bei Abszessen und auf der Mundschleimhaut; auch eine Iothionpaste wird empfohlen: Zinc. oxyd 22,5, Bol. alb. 2,5, Iothion 10,0, Glyzer. q. s. (E. Jaeger).

Novojodin (Hexamethylentetramindijodid $+$ Talkum āā) ist ein Mittel, mit dem als pulverförmigem Desinfiziens, Stiften usw. in der Chirurgie gute Erfolge erzielt werden. Für zahnärztliche Zwecke hat die Kombination mit dem unlöslichen Talkum gewisse Nachteile, hierfür wurde deshalb das sog. Dental-Novojodin in den Handel gebracht, das aus $60\,^0/_0$ des Jodids und $40\,^0/_0$ Trikarbin ($=$ Kohlensäurerester des Glyzerins) besteht. Angewendet wird dieses als $15—40\,^0/_0$ ige Glyzerinaufschwemmung bei Alveolarpyorrhoe, Pulpengangrän und anderen eitrigen Prozessen an den Zähnen und in der Mundhöhle (R. Dorn).

Die Sozojodolsäure (und mehrere ihrer Salze) wurde gelegentlich auch in der Zahnheilkunde als Desinfiziens gebraucht.

Ziemlich häufig wird auch das Vioform (Jodchloroxychinolin) als Ersatzmittel des Jodoforms gebraucht; es kann als Streupulver oder in Form der Vioformgaze benutzt werden.

Der gewöhnliche Alkohol (s. auch oben S. 70), Äthylalkohol, besitzt nur geringe keimtötende Wirkung, vermag aber die weitere Entwickelung von Keimen recht gut zu verhindern, daher ist er als Konservierungsmittel gut brauchbar. — Konzentrierte Alkohollösungen können auch dazu dienen, Instrumente, die durch Hitze oder durch andere Chemikalien sterilisiert worden sind, in keimfreiem Zustande zu erhalten.

Glyzerin, $C_3H_5(OH)_3$, klare, farblose, süße, mit Wasser und Alkohol in jedem Verhältnisse mischbare Flüssigkeit. Glyzerin ist ein normaler Bestandteil des menschlichen und tierischen Organismus, da alle Fette Verbindungen von Fettsäuren mit Glyzerin sind. — Es zieht begierig Wasser an und besitzt deshalb eine gewisse Reizwirkung, wenn es rein oder in konzentrierter Lösung subkutan injiziert oder auf Schleimhäute aufgepinselt wird; auch kann es aus diesem Grunde Keimentwickelung verhindern und so als Konservieruugsmittel und auch zu steriler Aufbewahrung von Instrumenten dienen. Von der Reizwirkung macht man Gebrauch bei der Anwendung als Suppositorium, um Stuhlgang hervorzurufen. — Auch zu Pinselungen der Mundschleimhaut (bei Entzündungen usw.) findet es in Verbindung mit anderen Mitteln Verwendung.

Acidum carbolicum, C_6H_5OH, Karbolsäure (s. auch unter Ätzmitteln S. 111), ist ein außerordentlich starkes, zuverlässiges Desinfiziens. — Es ist bekannt, daß die Karbolsäure das Mittel war, mit dem Lister, der Entdecker der keimwidrigen, die Eiterung verhindernden Behandlung, seine ersten Operationen ausführte. Er setzte mit Hilfe des Karbols bei infizierten Wunden einen Ätzchorf und sah unter diesem Verletzungen, die bis dahin fast stets tödlich verliefen, wie offene Knochenbrüche usw., anstandslos heilen. Später berieselte man das Operationsfeld und die Hände des Operateurs mit ziemlich starken Karbollösungen und versprayte diese auch noch, um die Luftkeime abzutöten, denen man damals die Hauptschuld an der Wundeiterung beimaß. Die Folge dieses übergroßen Verbrauches waren Vergiftungen der Operierten und auch der Operateure, die das Karbol nicht nur einatmeten, sondern es auch durch die Haut hindurch aufnahmen; denn Karbol wird nicht nur von Schleimhäuten schnell resorbiert, sondern dringt auch durch die intakte Haut hindurch. Diese Erfahrungen zwangen dazu, die Verwendung des Karbols bei Operationen und bei der Wundbehandlung einzuschränken; der Fortschritt der bakteriologischen Erkenntnis lehrte dann, daß die ausgiebige Desinfektion des Operationsfeldes unnötig sei, wofern nur Sorge getragen wird, daß keine pathogenen Bakterien durch Berührung usw. in die frischen Wunden gelangen. Aber auch bei bereits infizierten Wunden zwang die Erfahrung, die Karbolsäure als Verbandmittel zu verlassen. Nicht selten wurden Fälle beobachtet, bei denen schon nach relativ kurzer Einwirkung selbst verdünnter ($1-3\,^0/_0$iger) Lösungen die behandelten Teile (Finger, Zehen) in Brand übergingen. Karbol wird deshalb gegenwärtig

nur noch zur ersten Reinigung beschmutzter frischer oder auch
verjauchter älterer Wunden, aber nicht mehr als Verbandmittel
benutzt. Zur sterilen Aufbewahrung von Instrumenten ist die
etwa 3 %ige Lösung an sich gut geeignet; unangenehm ist nur
der intensive Geruch und die bei empfindlicher Haut des Operateurs auftretende Reizung. — Daß Karbol lokalanästhesiert, ist
bereits (S. 24) erwähnt. — In der Mundhöhle und deren Neben-
höhlen wird das Karbol, außer als Ätzmittel und gegen Zahnschmerzen, zum Ausspritzen bei Empyem und osteomyelitischen
Herden und unter Umständen in sehr dünner Lösung auch als
Mundwasser gebraucht. — In neuester Zeit wird Phenol in fester
Form dargestellt; die Karbolsäuretabletten enthalten 3 Teile
Phenol und 1 Teil Phenolkalium.

Rezepte.

1. Acid. carbol. liquef.
   Acid. tannici
   Tct. Jodi ẵ 2,0
   Glycerin.
   Aquae dest. ẵ 15,0
   MDS. Zum Ausspritzen des
   Antrum. (Frank Abbot.)

2. Acid. carbol. liquefacti 1,0
   Camphor. 0,2
   Aquae dest. ad 100,0
   MDS. Mundwasser gegen
   schlechten Geruch.
   (Kleinmann.)

3. Acid. carbol. liquef.
   Ol. Caryophyll. ẵ 2,0
   Tct. Aconiti 4,0
   MDS. Auf Watte in den hohlen
   Zahn zu bringen. (Greve.)

4. Acid. carbolic. liquef. 5,0
   Aqu. menth. pip. 50,0
   Aqu. dest. 45,0
   MDS. Zum Ausspülen osteomye-
   litischer Herde. (A. Witzel.)

Das p-mono-Chlorphenol, ClC_6H_4OH, farblose Kristalle,
ist in Alkohol, Äther und anderen organischen Lösungsmitteln
sehr gut, in Wasser wenig löslich (das o-mono-Chlorphenol ist
flüssig und wird, obgleich an sich brauchbar, weniger benutzt).
In der allgemeinen Medizin wird es wenig verwendet; es ist
neuerdings in Form der auf die geröteten Hautstellen aufge-
pinselten, etwa 3/4 %igen Lösung gegen Scharlach empfohlen
worden. Häufiger wird es in der Zahnheilkunde gebraucht. Es
wird bei Wurzelhautentzündung zuerst mit Kamphor, dann mit
Jodtinktur zusammen injiziert; 1 Teil Chlorphenol, 1 Teil Jodtinktur, 2 Teile Wasser. (Walkhoff). Ferner wird es als Desinfiziens zur Konservierung amputierter Pulpastümpfe, zur Desinfektion von putriden Wurzelkanälen usw. benutzt; zum nach-
träglichen Ausfüllen der letzteren ist ein aus Chlorphenol, Jodoform und Zinkoxyd bestehende Paste geeignet. Bei Zahnfisteln
wird es in die Hohlgänge eingebracht.

Rezepte.

1. Cobalti metall. crud.
   Tropacocain. mur. āā partes
      aequales
   p-Chlorphenol. liquef. et Zinc.
      oxyd. q. s. ut fiat pasta mollis.
   (An Stelle der Arsenpaste;
              Dorn.)

2. Chlorphenoli   3,0
   Mentholi   1,0
   Camphorae   0,5
   Eugenol   5,0
   Zinc. oxyd. q. s. ut f. pasta.
   (Zur Desinfekt. u. zur Schmerz-
      stillung; Cavalie.)

3. Chlorphenoli   4,0
   Acid. phosphor. 2,0
   Camphor.   0,5
   Vanillin.   2,0
   Mit Zinkoxyd zu einer klaren
      Pasta mischen. (Überkap-
      pungsmittel; Cavalie.)

4. Chlorphenoli   10,0
   Camphorae   10,0
   Alkohol. absol. 3,0
        (Herrenknecht.)

Dem Karbol kommen an Desinfektionskraft die Kresole, Methylphenole, $CH_3.C_6.H_4.OH$, mindestens gleich; die Giftigkeit und auch die Reizwirkung ist aber geringer. — Im Gebrauch sind gewöhnlich Mischungen der drei isomeren Verbindungen, des ortho-, meta- und para-Kresols. Da sie in Wasser schlecht löslich sind, kommen sie außer zu Desinfektion im großen (Latrinen usw.) nur in Mischung mit anderen Stoffen, durch die sie in Lösung gebracht werden, zur Verwendung. Auf diese Weise werden viele, z. T. sehr gut brauchbare Präparate fabrikmäßig hergestellt. Das bekannteste von diesen ist das sog. Lysol, eine Lösung von Kresolen in Seife, die etwa $50\,^0/_0$ Kresole enthält; es ist eine braune, klare Flüssigkeit von unangenehmem, lange anhaltendem Geruch, die in etwa $3\,^0/_0$iger Lösung zur Hände- und Instrumentendesinfektion, in etwa $^1/_4 - ^1/_2\,^0/_0$iger Lösung zur Ausspüluug von Höhlen, Wunden usw. dient. — Dem Lysol haftet vor allem der Übelstand an, daß es, wenn auch nicht bei der gewöhnlichen Art der Anwendung, doch sobald es resorbiert ist, stark giftig ist; durch Verwechselung mit anderen Arzneimitteln sind Todesfälle verursacht worden, auch zu Selbstmordzwecken hat es gedient. Dieser Übelstand ist, unbeschadet der guten Wirksamkeit, beim Phobrol (Sagrotan) vermieden; dieses ist eine Lösung von Chlor-m-Kresol in rizinolsaurem Kali. Die Rizinolsäure und ebenso ihre Salze sind im Gegensatz zu anderen Seifen nicht resorbierbar und infolge davon ist Phobrol auch innerlich ganz ungiftig. — Anwendung wie die des Lysols.

Solveql ist eine Lösung von Kresolen in kresotinsaurem Natrium; ähnlich wie Lysol.

Kreolin ist ein in seiner Zusammensetzung nicht näher bekanntes, aus Teer erhaltenes Produkt, das neben Phenol, Kresol noch andere ähnliche Substanzen enthält; der Geruch ist sehr unangenehm; es ist ein billiges Desinfektionsmittel, das meist nur für hygienische Zwecke, aber auch gelegentlich in der Zahnheilkunde als Antiseptikum und Hämostatikum angewendet worden ist. — Kresamin ist eine Lösung, die 25 $^0/_0$ Trikresol und 25 $^0/_0$ Äthylendiamin enthält.

In der Zahnheilkunde wird ganz besonders eine Mischung der drei Kresole, die Trikresol genannt wird, zusammen mit Formalin viel angewendet. Bei Pulpagangrän wird in der ersten Sitzung Trikresol und Formalin zu gleichen Teilen, in der zweiten zwei Drittel Trikresol, ein Drittel Formalin eingebracht (Buckley); die zweitgenannte Mischung wird auch bei blinden Abszessen in Anwendung gezogen. Zum Verschluß nach dem Einlegen der Mischung benutzt man die Paste nach folgendem

Rezept.

Zinci oxydati 8,0
Zinc. sulf. anhydr. 2,0
Trikresoli 3,0
Formalini 1,0
Eugenoli 1,0
Glycerini q. s. ut f. pasta consist. spissiori
(Artifical Dentine nach F. J. R. Hoever.)

Unter dem Namen Metakalin wird eine feste Mischung von 20 Teilen Seife und 80 Teilen eines Gemenges von Metakresol und Metakresolkalium (3 : 1) zu Desinfektionszwecken empfohlen. — Auch in Tablettenform werden die Kresole (analog den oben erwähnten Karbolsäuretabletten) fabriziert; die Tabletten enthalten 3 Teile Kresol auf 1 Teil Kresolkalium, das auch allein als Paralysol in fester Form im Handel ist. 2 Kresoltabletten zu je 1 g sollen 4 g Karbolsäure an Desinfektionswert gleichkommen.

Thymolum, $CH_3 C_3 H_7 C_6 H_3 OH$, Thymol, farblose, eigentümlich und durchdringend riechende Kristalle; in Alkohol, Äther, Chloroform und Natronlauge ist das Thymol sehr leicht, in Wasser sehr schlecht löslich (1 : 1100); es wird aus dem gemeinen Thymian gewonnen. Die antiseptische Wirkung ist recht stark, so daß schon die geringe Menge, die sich in Wasser löst, dieses keimfrei erhält. — Wohl des Geruches wegen ist das Anwendungsgebiet des Thymols im allgemeinen nicht groß; man benutzt es in Spiritus gelöst zu antiseptischen Waschungen bei gewissen

Hautkrankheiten u. ä.   Auch gegen einige Arten von Darmparasiten ist es nützlich. — Ziemlich viel wird Thymol dagegen in der Zahnheilkunde gebraucht, als Mundwasser, zu Spülungen von eiterigen Knochenherden, als Zusatz zu Pasten usw. — Thymol schmilzt schon bei 51 °; es ist daher in neuerer Zeit in flüssigem Zustande zur Wurzelfüllung empfohlen worden (Adloff).

Rezepte.

1. Thymoli 0,5
   Ol. menth. pip.
   Saloli āā 2,0
   Saccharini 0,2
   Tinct. Coccion. 10,0
   Alkoholi ad 100
MDS. 30 Tropfen auf ¹/₂ Glas
Wasser zum Mundspülen.

2. Thymoli
   Alumin.
   Glycer. āā 5,0
   Zinc. oxyd. 2,0
MDS. Paste zur Wurzelfüllung.
   (Miller.)

3. Thymoli 0,1
   Aqu. menth. pip. 20,0
   Aqu. dest. ad 200,0
   MDS. Mundwasser.

Die drei Dihydroxyphenole, $C_6H_4(OH)_2$, das Brenzkatechin, Resorzin und Hydrochinon, haben ebenfalls antiseptische Wirkung, die jedoch weit hinter der des Phenols zurückbleibt; sie werden deshalb, obschon sie viel weniger giftig sind und auch weniger reizen, therapeutisch kaum gebraucht; nur das Resorzin findet, hauptsächlich gegen Hauterkrankungen, öfters Anwendung; auch die Azetylverbindung des Resorzins, Euresol genannt, wird gegen Frostbeulen und Kopfschuppen usw. benutzt. Ebenfalls fast nur gegen Hautkrankheiten benutzt man Pyrogallol (Trihydroxybenzol) und Lenigallol (Pyrogalloltriazetat).

Sehr viel werden zur inneren Behandlung von Infektionskrankheiten, besonders der Tuberkulose, ätherartige Verbindungen der Dihydroxybenzole verordnet. Am bekanntesten ist davon das Kreosot, eine gelbliche, durch Destillation aus dem Buchenholzteer gewonnene Flüssigkeit, in Wasser schwer löslich. Es besitzt starke antiseptische Kraft; in höheren Konzentrationen ätzt es. In der Zahnheilkunde hat man gelegentlich von dieser ätzenden Wirkung Gebrauch gemacht; so ist empfohlen worden Jodoform im Überschuß mit Kreosot zu mengen und das Gemisch anstatt der Arsenpaste zu gebrauchen. (A. Witzel). Außer gegen Lungentuberkulose wird es bei Zersetzungsvorgängen im Magen und Darm als Antiseptikum gegeben; Maximaldosis 0,5!

pro dosi, 1,5! pro die. Äußerlich kommt es zu Mundspülungen bei stark eitrigen, stinkenden Mundaffektationen, unverdünnt oder zusammen mit Nelkenöl oder ähnlichem zur Einlage in kariöse Zahnhöhlen zur Verwendung. — Weniger reizend bei innerlicher Anwendung ist das **Kreosotum carbonicum, Kreosotal.** — Kreosot ist chemisch kein einheitlicher Körper; der Hauptbestandteil, von dem seine Wirkung abhängt, ist das **Guajakol,** Brenzkatechinmethyläther, $C_6H_4OHOCH_3$, im Handel als gelbliche Flüssigkeit; Gaben wie vom Kreosot. Guajakol besitzt neben starker antiseptischer Wirkung auch eine erhebliche lokalanästhesierende, so daß man es gut gegen Zahnschmerzen in kariösen Zähnen und als Zusatz zu Ätzpasten verwenden kann. — Vom Guajakol ist ebenfalls die Kohlensäureverbindung, **Guajakolum carbonicum, Duotal,** und außerdem noch viele andere Derivate hergestellt worden.

Rezepte.

<table>
<tr><td>

1. Kreosoti 5,0
   tere c. Glycer. q. s.
   Pulv. rad. Liqu.
   et Succi Liqu.
   q. s. ut fiant
   pilul. 100
S. 3 mal tägl. 1 Pille zu nehmen.

</td><td>

2. Guajakoli
   Camphorae
   Ol. Caryophyll. āā 2,0
MDS. Mit Watte in den hohlen
   Zahn zu bringen.

</td></tr>
</table>

Acidum benzoicum, Benzoesäure, C_6H_5COOH, aus dem Benzoeharz gewonnen; weißliche oder gelbliche Kristalle, die sich in Wasser schlecht, in Alkohol gut lösen. — Die Benzoesäure ist ein ziemlich gutes Antiseptikum; innerlich wird sie als Zusatz zu expektorierenden Medizinen benutzt; ihre Giftigkeit ist gering, ebenso die Reizwirkung. — Die Benzoesäure wird viel für sich allein oder als Zusatz zu anderen Mitteln als Mundantiseptikum gebraucht; sie schädigt die Zähne nicht.

Tinctura benzoes (offizinell) besteht aus 1 Teil Benzoeharz gelöst in 5 Teilen Weingeist.

Rezept.

Acidi benzoici 5,0
Tinctur. benzoës 10,0
Ol. menth. pip. 2,0
MDS. Zur Mundspülung tropfenweise dem Mundwasser zusetzen,
bis Trübung erfolgt.

Salizylsäure und **Salol** sind oben (S. 57 u. S. 59) besprochen.

Der Zimtsäure, Acidum cinnamylicum, $C_6H_5CH:CH.COOH$, wird von einzelnen eine Heilwirkung bei Lungentuber-kulose zugeschrieben; gebraucht wird dann meist das Natronsalz der Säure, auch Hetol genannt. — Zimtsäureverbindungen sind das Wirksame im Perubalsam, Balsamum Peruvianum, der hauptsächlich als Mittel gegen Krätze dient. — Auch der ebenfalls als Krätzmitel viel verwendete Storax, Styrax liquidus, aus der Rinde von Liquidambar orientalis, enthält neben anderen Bestandteilen Zimtsäure und deren Verbindungen.

$$\text{Saccharinum, Saccharin, } C_6H_4\underset{\diagdown SO_2\diagup}{\overset{\diagup CO\diagdown}{\diamond}}NH,\text{ ist ein weißes,}$$

in Wasser schlecht, in Alkohol gut lösliches Pulver, von intensiv süßem Geschmack; es besitzt antiseptische Eigenschaften und wird deshalb gern als Geschmackskorrigens für Mundwässer genommen. — Von Diabetikern wird es an Stelle des Zuckers benutzt.

Rezept.

Tct. Myrrhae
Tct. Benzoës
Tct. Chinae āā 15,0
Saccharini 0,05
Ol. Caryophyll. 1,0
MDS. Zahntinktur. (Greve.)

Chinosol (Oxychinolinsulfat) wird häufig als Zusatz zu Mundwässern, Zahnpulvern usw. benutzt.

Camphora s. o. (S. 66); als Desinfiziens neuerdings mit Phenol zusammen als nicht reizend empfohlen.

Mentholum, Menthol, $C_{10}H_{20}O$, farblose, in Wasser schlecht, in Alkohol gut lösliche Kristalle, wirkt innerlich ähnlich wie Kampher anregend auf die Zirkulation; wirkt lokalanästhesierend (im Munde kühlend) und antiseptisch. Neuerdings wird das Menthol gegen tuberkulöse Affektionen empfohlen. — Äußerlich wird Menthol in Form des bekannten Stiftes gegen Migräne, Trigeminusneuralgie und in der Zahnheilkunde in Substanz gegen sensibles Dentin und ähnliches verwendet. — Coryfin, eine farblose Flüssigkeit, ist der Äthylglykolsäureester des Menthols und spaltet bei der Applikation auf Schleimhäute Menthol ab; gegen Schnupfen, Migräne usw. und auch bei Pulpitis. — Estoral ist der Borsäurementholester, ebenfalls gegen Schnupfen usw.

Rezepte.

1. Camphorae 60,0
   Phenoli 30,0
   Alkoholi 10,0
   MDS. Phenolkampher nach Chlumsky;
   zur Einspritzung in Fisteln etc.

2. Mentholi 5,0
   Aetheris 10,0
   MDS. Zur Einreibung, bei
   Neuralgie.

Granugenol ist ein Mineralöl, das sich besonders zur Anregung gesunder Granulationen in Wunden bewährt hat.

Naphtholum, Naphthol, $C_{10}H_7OH$, rhombische, in Alkohol, aber nicht in Wasser lösliche Tafeln. — Naphthol wird fast nur gegen Hautkrankheiten benutzt, meist in Salbenform. — In der Zahnheilkunde (zur Wurzelbehandlung) ist sein Wert zweifelhaft. — Ebenfalls gegen Hautkrankheiten das Tumenol und Ichthyol. — Das Tribrom-β-Naphthol wird unter dem Namen Providoform als Streupulver, in alkoholischer Lösung und als Providoformmull in den Handel gebracht; es soll besonders in der Mundhöhle gut desinfizieren.

3. Ätherische Öle.

Unter ätherischen Ölen versteht man eine Reihe aus Pflanzen gewonnener Riechstoffe, die ölig sind, sich aber von den fetten Ölen dadurch unterscheiden, daß sie flüchtig sind; sie machen daher auf Papier wohl einen Fettfleck, dieser ist aber flüchtig und vergeht nach einiger Zeit. — Die ätherischen Öle besitzen alle lokalanästhesierende und desinfizierende Wirkung, reizen aber auch alle lokal. — Im Tierexperiment ist nachgewiesen, daß man entzündliche Exsudationen durch ätherische Öle, die zur Resorption gebracht waren, also nicht lokal wirkten, günstig beeinflussen und ihre Menge stark vermindern kann (s. auch oben beim Terpentinöl). — Meist werden sie als Geschmackskorrigentien benutzt. — Die wichtigsten sind folgende:

Oleum Caryophyllorum, Nelkenöl; der Hauptbestandteil des Nelkenöls ist das Eugenol, $C_{10}H_{12}O_2$; es wird sehr viel als Zusatz zu Ätzpasten, bei sensiblem Dentin, Pulpagangrän, Mitteln gegen Zahnschmerz usw. verordnet. — Ein künstlich dargestelltes Derivat, das p-Amidobenzoyleugenol, ist als anästhesierender und desinfizierender Zusatz zu Wurzelfüllungsmassen empfohlen worden; es ist in dem sog. Plecavol enthalten.

Oleum Chamomillae, Kamillenöl; wird fast nur innerlich, gegen Blähungen, als Exzitans usw. benutzt; Wirkung zweifelhaft.

Oleum Cinnamomi, Zimtöl, aus chinesischem oder ceylonischem Zimt; der Hauptbestandteil ist das Zimtaldehyd C_9H_8O. — Das Zimtöl ist ein starkes Desinfiziens und wird außer als Geschmackskorrigens bei Mundwässern, Zahnschmerztropfen usw. zusammen mit Thymol auch zur Desinfektion von Pulparesten benutzt (Greve).

Oleum Eucalypti, Eucalyptol, Cineol, $C_{10}H_{18}O$, wird innerlich zu 0,2—0,5 mehrmals täglich in Gelatinekapseln gegen Bronchitis und Blasenkatarrh gegeben. (Gegenwärtig wird fast nur das künstlich dargestellte Eucalyptol benutzt.) — In der Zahnheilkunde wird es gegen putride Wurzelkanäle, und, ebenso wie die Tinctura Eucalypti, als Zusatz zu Mundwässern gebraucht.

Oleum Gaultheriae, s. o. S. 60.

Oleum menthae piperitae, Pfefferminzöl, wird außer als Geschmackskorrigens auch als Analeptikum, gegen Blähungen, Magenschmerzen und noch vieles andere verordnet; hauptsächlich wohl wegen seines sehr angenehmen Geruches.

Myrrha, Gummi resina Myrrhae, Myrrhe, ein Harz von bitterem Geschmack, das auch ein flüchtiges Öl enthält; die Myrrhe wird jetzt innerlich kaum mehr gebraucht; auch äußerlich fast nur noch in Form der Tinctura Myrrhae (1 Teil Myrrhenpulver auf 5 Teile Alkohol). Die Tinktur wird zu Pinselungen der Mundschleimhaut und als Zusatz zu Mundwässern verordnet.

Rezepte.

1. Ol. Cajeput.	2. Tct. Myrrhae 15,0
Ol. Rosmar.	Tct. Pimpin. 2.5
Ol. Menth. pip. āā 5,0	Ol. Menth. pip. gtt. IV
Alkoh. abs. 2,5	MDS. 15—20 Tropfen auf 1 Glas
(Zahntinktur nach L. Wundram.)	Wasser. (B. Fraenkel.)

Anleitung zum Arzneiverordnen.

Allgemeines.

Bei den Mitteln, die der Apotheker nach Vorschrift des „Arzneibuches für das Deutsche Reich" vorrätig zu halten hat (den sog. „offizinellen" Mitteln), muß man zwischen denjenigen unterscheiden, die er nur auf Verordnung eines approbierten Arztes oder Zahnarztes abgeben darf, und den „Handverkaufs"-Mitteln, das sind Substanzen, die freihändig und auch in Drogenhandlungen verkauft werden dürfen. Die ersteren sind durch einen Bundesratsbeschluß bekanntgegeben worden; es sind im wesentlichen fast alle stark narkotisch oder giftig wirkende Medikamente, auch wenn für sie noch keine Maximaldosis vorgeschrieben ist. — Ferner fallen in diese Kategorie auch eine größere Anzahl von chemischen Körpern, die noch gar nicht offizinell, nicht in das Arzneibuch f. d. D. R. aufgenommen sind.

In welcher Form die einzelnen Medikamente vorrätig gehalten werden, ergibt sich aus den im vorhergehenden Teile bei jeder Substanz beigefügten Bemerkungen; allgemein gültige Benennung sind folgende: Fertige wäßrige Lösungen werden mit Liquor bezeichnet (z. B. Liquor ferri sesquichlorati); doch heißen auch einige Lösungen „Aquae", z. B. Aqua carbolisata, Aqua cresolica. Die durch Wasserdampfdestillation aus wohlriechenden Drogen gewonnenen Lösungen werden ebenfalls Aquae genannt; die meisten sind aber nicht offizinell. Die mit Alkohol bereiteten Lösungen heißen „Spiritus" oder „Tinktur".

Sirupe sind wäßrige Flüssigkeiten, die in 100 Teilen 40 Teile Wasser und 60 Teile Zucker enthalten; häufig mit wohlschmeckenden Fruchtsäften versetzt.

Extrakte sind mit Wasser, Spiritus oder Äther bereitete Auszüge aus Pflanzenteilen; je nach der Konsistenz unterscheidet man dünne (flüssige), dicke (nicht ausgießbare) und trockene Extrakte.

Mucilagines werden durch wäßrige Extraktion von gummi- oder schleimhaltigen Drogen oder durch Auflösen der betreffenden Gummisorten in Wasser erhalten.

Unter Mixtur versteht man ganz allgemein wäßrige Lösungen medizinal wirksamer Stoffe, alkoholische Lösungen nennt man Tinktur; bei letzteren ist meist 1 Teil Substanz in 10 Teilen Alkohol gelöst. — Schüttelmixturen nennt man Arzneien, in denen ein ungelöstes Medikament in einer Flüssigkeit enthalten ist und die deshalb vor dem Gebrauch kräftig umgeschüttelt werden müssen; eine genaue Dosierung ist hierbei nicht möglich.

Saturationen sind Lösungen, in denen kohlensaures Natrium oder Kalium durch eine organische Säure (Essigsäure, Zitronensäure, Weinsäure) eben gerade neutralisiert sind; sie enthalten, solange sie frisch sind, Kohlensäure absorbiert. — Sie werden heutzutage wenig mehr verwendet, ihre therapeutische Bedeutung ist die eines wohlschmeckenden „Selters"wassers.

Emulsionen bestehen aus einer Aufschwemmung eines Fettes oder Harzes oder ähnlicher wasserunlöslicher Substanzen in Wasser; um die Fettröpfchen am Zusammenfließen zu hindern, enthalten die Flüssigkeiten einen kolloiden Stoff (Gummi, Eiweiß u. ähnl.). Man verreibt das Öl, Harz usw. („Emulgendum") mit einer kleineren Menge Gummi oder Eiweiß („Emulgens") und setzt dann das Wasser zu. — Verreibungen ölhaltiger Samen (Mandeln, Mohn) geben auf Wasserzusatz ohne weiteres Emulsionen.

Aus Pflanzenteilen (Blättern, Wurzeln) können die wirksamen Substanzen mil Hilfe verschiedener Auslaugungsmethoden gewonnen werden. Mazeration nennt man die Arznei, die durch Auslaugen mit kalter Flüssigkeit, meist Spiritus, bei Zimmertemperatur erhalten wird; wird die Droge mit 40° warmem Wasser erweicht, so spricht man von einer Digestion. — Infuse bereitet man durch Übergießen der Arzneistoffe mit heißem Wasser und nachfolgender fünf Minuten langer Einwirkung heißer Wasserdämpfe (ähnlich der gewöhnlichen Teebereitung). — Dekokte werden durch Kochen kalt zugesetzter Drogen mit Wasser hergestellt. — Man kombiniert auch gelegentlich verschiedene dieser Zubereitungen miteinander.

Salben haben als Grundlage („Exzipiens") weiche Fette oder ähnliches. Die bekanntesten Grundlagen sind: Adeps suillus, Schweinefett, Vaselinum, Adeps Lanae (Lanolin) und Adeps Lanae cum Aqua (Wollfett), Unguentum Paraffini (aus 1 Teil festem und 4 Teilen flüssigem Paraffin), Unguentum cereum (aus Erdnußöl und Wachs). — In den Salbengrundlagen kann man feste und flüssige Stoffe unterbringen, auch wenn sie sich in dem gebrauchten Fette nicht lösen. Nur darf man nicht so große Mengen flüssiger oder halbflüssiger Stoffe zusetzen, daß sie die Salben verflüssigen. — Linimente sind halbflüssig; die gebräuchlichsten s. o. S. 108.

Pasten. In Deutschland werden nur noch Pasten für äußerlichen Gebrauch angefertigt; man versteht darunter Arzneibereitungen von der Konsistenz etwa eines Teiges, also fester als Salben. Im allgemeinen werden sie durch Verreibung pulverförmiger Substanzen mit indifferenten Salbengrundlagen bereitet; an Stelle der letzteren kann man Glyzerin, Mucilago gummi, Wasser oder auch flüssige, selbst wirksame Substanzen (z. B. Eugenol, Acid. carbol. liquefact.) nehmen. — Die verwendete pulverförmige Substanz kann man, wenn die Wirkung gemildert werden soll, durch eine zweite indifferente pulverförmige Substanz verdünnen. — Als Beispiel seien folgende Rezepte angeführt.

Rezepte.

1. Acid. arsenicos 1,0
   Unguent. cer.   1,0
   f. pasta.

2. Acid. arsenicos.
   Anaesthesin. ãã 1,0
   Glyzer. q. s. ut fiat pasta.

3. Acid. arsenicos. 0,5
   Zinc. oxydat.   1,0
   Vaselin. q. s. ut fiat pasta.

Eine Anzahl von viel gebrauchten Arzneien werden in den Apotheken in genau bestimmten Mischungen vorrätig gehalten, z. B. die offizinellen Teegemische, wie „Spezies laxantes", Infuse und ähnliche.

Beim Verschreiben eines Rezeptes ist äußerlich folgendes zu beachten: Gewöhnlich benutzt man ein längliches Blatt; das Rezept muß außer der eigentlichen Verordnung das Datum (Ort und Zeit), an dem es verschrieben, die genaue Gebrauchsvorschrift und die Bezeichnung der Person enthalten, für die es verschrieben wird. — Vor Aufzählung der zu verordnenden Substanzen setzt man das Wort „Recipe" (= empfange), gewöhnlich abgekürzt als „Rp." — Die Substanzen werden dann, jede in besonderer Zeile, mit ihrem lateinischen Namen im Genitiv und am Ende der Zeile die verordnete Menge in Grammen angegeben. (Wörtlich übersetzt bedeutet das Rezept: „Empfange von der Substanz X so und so viel Gramm." — Sind in dem Rezept mehrere Substanzen verordnet, so setzt man ein

„M". = Misce darunter. Dann folgt „D" = da („gib") eventuell mit einer besonderen Vorschrift bezüglich der Verpackung, z. B. „in vitro nigro" bei Substanzen, die durch Licht leiden. — Schließlich setzt man noch „S." = signa, mit der genauen Verbrauchsvorschrift hinzu.

Die Arzneien werden bei uns, auch wenn sie flüssig sind, fast ausschließlich nach dem Gewicht, und zwar in Gramm verordnet; das Wort „Gramm" = g wird nicht geschrieben. — 1,0 oder 0,1 oder 0,01 bedeuten demnach 1 g bzw. 1 dg. bzw. 1 cg.

Flüssige Arzneien.

Man nennt bei flüssigen Arzneien diejenige Substanz, wegen deren man die Verordnung gibt, die „Basis", das Lösungsmittel das „Menstruum"; wenn für innerlichen Gebrauch bestimmt, enthalten die flüssigen Medikamente häufig noch ein „Korrigens" zur Geschmacksverbesserung. — Für die Dosierung ist zu merken, daß man, wenn das Menstruum, wie gewöhnlich, Wasser ist, auf einen Eßlöffel etwa 15 g, einen Kinderlöffel etwa 8,0 g, auf einen Kaffee- oder Teelöffel 4—5 g rechnet. — Meist werden die flüssigen Medikamente für 2—3 Tage ausreichend verordnet; man überlegt, wieviel man von dem wirksamen Bestandteile pro dosi und wie viele Male täglich man diese Dosis geben will und multipliziert die so gewonnene Zahl mit der Anzahl der Tage, für die die Medizin reichen soll. Die hierdurch berechnete Zahl von Grammen des Hauptbestandteils kommt in die erste Zeile des Rezeptes, dann eventuell das Geschmackskorrigens, und schließlich die nötige Menge Wasser. — Ein Beispiel mag das Gesagte erläutern: Man will einem Patienten, der an einem Neuralgieanfall leidet, Morphin verschreiben; pro dosi soll es 0,01 sein und diese Dosis soll er viermal am Tage nehmen und die Medizin soll für drei Tage reichen. Das ergibt: $0,01 \times 4 \times 3 = 0,12$; die erste Zeile des Rezeptes würde demnach lauten: Morphini hydrochlorici 0,12. Morphinlösungen schmecken schlecht, daher in der zweiten Zeile: Sirupi simplicis 20,0. Das nötige Wasser ergibt sich aus folgender Berechnung. Man braucht Flüssigkeit für zwölfmalige (4×3) Einnahme; jedesmal soll der Bequemlichkeit halber 1 Eßlöffel voll (= 15,0) genommen werden, also sind 180 g nötig. 20 g liefert der Sirup, es fehlen demnach noch 160 g Wasser; die dritte Zeile des Rezeptes muß demnach lauten: Aquae destillatae 160 (oder Aquae destillatae ad 180,0). Das Rezept hieße dann:

Rp.   **Datum.**

Morphini hydrochlorici 0,12
Sirupi simplicis 20,0
Aquae destillatae 160,0
MDS. 4mal täglich 1 Eßlöffel voll zu
nehmen.
Für Herrn N. N.

Oder man will Pyramidon in Lösung gegen Zahnschmerzen verordnen; die übliche Dosis ist 0,3, die man, falls nötig, fünfmal geben will. Pyramidon ist intensiv bitter, daher ein Geschmackskorrigens nötig, das Rezept würde dann etwa folgendermaßen lauten:

Rp.

Pyramidoni   1,5 (5 × 0,3)
Sir. Cerasorum 5,0
Aqu. dest. ad 75,0 (5 × 15)
MDS. Nach Bedarf stündlich 1 Eß-
löffel zu nehmen.

Stark wirkende, wasserlösliche Substanzen verordnet man auch häufig als Tropfen. Hierfür ist zu merken, daß 1 g = 20 Tropfen Wasser und = etwa 30 Tropfen Spiritus ist. Das eben erwähnte Rezept müßte lauten:

Rp.

Morphini hydrochlorici 0,12
Aquae destillatae 12,0
MDS. 4mal täglich 20 Tropfen in einem
Weinglase Zuckerwasser zu nehmen.

Will man zur subkutanen Injektion verschreiben, so würde es ebenso lauten, nur würde man einige Tropfen Karbolsäure zur sterilen Erhaltung beifügen, also

Rp.

Morphini hydrochlorici 0,12
Aquae destillatae sterilisatae 12,0
Acid. carbol. liquef. guttas IV
MDS. 1 Cc. subkutan injizieren; zu
Händen des Arztes.

Trockene Arzneiformen.

Pulvis, Pulver. — Als Pulver können alle festen Substanzen verordnet werden, die an der Luft haltbar sind; hygroskopische Körper lassen sich so nur schlecht verordnen, am besten noch in

„Charta cerata“ (Wachspapier), z. B. das Chloralhydrat. — Viele pulverförmige Substanzen vertragen den Zusatz kleiner Mengen flüssiger, z. B. einiger Tropfen eines ätherischen Öles. — Pulver müssen, um handlich zu sein, ein gewisses Volumen haben; deswegen setzt man bei stark wirkenden, in kleineren Mengen als 0,2 verordneten Substanzen indifferente Körper hinzu, von denen Zucker (auch als „Ölzucker“, Elaiosacharum — 1 Teil ätherisches Öl auf 50 Zucker), Milchzucker, Stärke, Lakritzenpulver am meisten angewendet werden. Viel größer als 0,5 verordnet man Pulver nicht gern. — Das oben angeführte Beispiel für Morphinverordnung würde folgendermaßen lauten, wenn man dem Patienten das Morphin in abgeteilten Pulvern geben wollte:

Rp.	**Rp.**
1. Morphini hydrochlorici 0,01	2. Morphin. hydrochl. 0,12
Sacchari 0,3	Sacchari 3,6
misce fiat pulvis, oder	m. fiat pulvis, divide
dentur tales doses XII.	in partes aequales XII.
Signetur 4mal täglich 1 Pulver	Signetur 4mal täglich 1 Pulver
zu nehmen.	zu nehmen.

Schlecht schmeckende Pulver kann man in Oblaten gehüllt einnehmen lassen, doch können viele Menschen Oblaten nicht unzerkaut schlucken.

Pilulae, Pillen. — Um Pillen herstellen zu können, braucht der Apotheker eine knetbare, nicht zu weiche und nicht zu trockene oder harte Masse. Diese wird gewöhnlich aus einem trockenem, indifferenten Pflanzenpulver und einem dicken ebensolchen Extrakt, die man zu gleichen Teilen nimmt, hergestellt, so in allen den Fällen, in denen das Hauptmittel in sehr kleiner Menge verordnet wird. Ferner kann man Pillenmasse aus Ton (besonders bei Verordnung von Metallsalzen) bereiten. Trockene Extrakte geben ebenfalls Pillenmasse. Alle diese Pillenmassen werden mit Wasser, Glyzerin, Muzilago Gummi, Seifenspiritus oder Spiritus vor dem Durcheinanderkneten befeuchtet („angestoßen“). — Pillen sollen im allgemeinen nicht mehr als etwa 0,1 wiegen, größere lassen sich schlecht schlucken. — Berücksichtigt man diese Punkte, so gestaltet sich die Pillenverordnung etwa folgendermaßen: Man will beispielsweise Acidum arsenicosum in Pillenform nehmen lassen, u. zw. in jeder Pille 0,001. Von diesen Pillen sollen täglich 6 Stück genommen werden; die Medikation soll sich auf etwa zwei Wochen erstrecken. Man hätte dann als Gesamtmenge des zu verordnenden Arseniks $0,001 \times 6 \times 14 = 0,084$ für 84 Pillen. Da 0,084 eine unbequeme Zahl ist, rundet man auf 0,1 ab und hat dann zu schreiben:

Rp.
Acidi arsenicosi 0,1
Pulveris radic. Liquirit et
Succi Liquir. ãã 5,0
m. fiat massa e qua formentur
pilulae 100.
S. 3mal täglich 2 Pillen zu nehmen.

Oder man will **Extractum Opii in Pillenform** verordnen.
Nun ist dies ein trockenes Extrakt, das an sich eine Pillenmasse
abgibt. Die Einzeldosis (etwa bei chronischer Diarrhoe) soll 0,05
sein, und man will dem Patienten etwa 30 solche Dosen verordnen. Man verschreibt dann:

Rp.
Extracti Opii
Pulveris radicis Althaeae ãã 1.5
m. f. pilulae XXX.
S. Bei Bedarf 1 Pille zu nehmen.

Granula nennt man kleine Kügelchen (zu 0,05), die als
Masse 4 Teile Milchzucker und 1 Teil Gummi arabicum enthalten
und mit Sirup. simplex und Glyzerin geformt werden.

Pastilli, Pastillen, werden meist einfach durch Druck aus
den arzneilichen Substanzen, ev. nach Zusatz von Kakao und
Zucker (als Schokoladenpastillen) dargestellt; ähnlich die „Tabletten“.

Suppositorien, Stuhlzäpfchen, enthalten als Masse fast
stets Kakaofett (Oleum oder Butyrum Kakao); sie sollen etwa
3—4 cm lang sein, 1 cm im Durchmesser haben und etwa 1,5—3 g
wiegen. Die arzneilichen Substanzen werden in der Kakaobutter
gelöst oder einfach mit ihr verrieben. — Suppositorien sind eine
bequeme Verordnungsart für schlechtschmeckende Substanzen;
außerdem benutzt man sie gern, wenn man auf den Darm, besonders den Mastdarm, direkt einwirken will.

Maximaldosen.

Für folgende Mittel sind in dem „Arzneibuch für das Deutsche
Reich“ Maximaldosen bei innerlichem Gebrauch festgesetzt worden,
die ohne besonderen Grund nicht überschritten werden sollen; sie
sind meist 2—3 mal so groß wie die übliche Dosis. Will der Arzt
ausnahmsweise mehr als die Maximaldosis geben, so muß er
durch ein Ausrufungszeichen, das hinter die betreffende Zahl auf
dem Rezept zu setzen ist, dem Apotheker zeigen, daß er die
Dosis tatsächlich überschreiten will. — Die Dosen gelten auch
für subkutane Injektion.

pro dosi	Maximaldosis	pro die
0,5	Acetanilidum	1,5
0,005	Acidum arsenicosum	0,015
0,1	Acidum carbolicum	0,3
0,75	Acidum diaethylbarbituricum (Veronal)	1,5
0,03	Aethylmorphinum hydrochloricum (Dionin)	0,1
0,1	Agaricinum	—
4,0	Amylenum hydratum	8,0
2,0	Antipyrin (Pyrazolon. phenyldimethylicum)	4,0
0,02	Apomorphinum hydrochloricum	0,06
2,0	Aqua amygdalarum amararum	6,0
0,03	Argentum nitricum	0,1
0,2	Arsacetin	—
0,2	Atoxyl	—
0,001	Atropinum sulfuricum	0,003
0,5	Bromoform	1,5
0,05	Cantharides	0,15
4,0	Chloralum formamidatum	8,0
3,0	Chloralum hydratum	6,0
0,5	Chloroformium	1,5
0,05	Cocainum hydrochloricum	0,15
0,1	Codeinum phosphoricum	0,3
0,5	Coffeinum	1,5
1,0	Cuprum sulfuricum	1,0
0,005	Diacetylmorphinum hydrochloricum (Heroin)	0,015
0,03	Dionin	0,1
1,0	Diuretin	6,0
1,0	Duotal	3,0
0,05	Extractum Belladonnae	0,15
0,05	Extractum Colocynthidis	0,15
10,0	Extractum Filicis	10,0
0,1	Extractum Hyoscyami	0,3
0,1	Extractum Opii	0,3
0,05	Extractum Strychni	0,1
0,2	Folia Belladonnae	0,6
0,2	Folia Digitalis	1,0
0,4	Folia Hyoscyami	1,2
0,2	Folia Stramonii	0,6
0,3	Fructus Colocynthidis	1,0
1,0	Guajacolum carbonicum	3,0
0,3	Gutti	1,0
0,1	Herba Lobeliae	0,3
0,005	Heroinum hydrochloricum	0,015
1,0	Hexamethylentetramin	3,0
0,001	Homatropinum hydrobromicum	0,003
0,02	Hydrargyrum bichloratum	0,06

pro dosi	Maximaldosis	pro die
0,02	Hydrargyrum bijodatum	0,06
0,01	Hydrargyrum cyanatum	0,03
0,02	Hydrargyrum oxydatum	0,06
0,02	Hydrargyrum salicylicum	—
0,03	Hydrastininum hydrochloricum	0,1
0,2	Jodoformium	0,6
0,02	Jodum	0,06
0,5	Kreosotum	1,5
0,5	Lactophenin (Lactylphenetidin)	3,0
0,5	Liquor Kalii arsenicosi	1,5
2,0	Methylsulfonalum (Trional)	4,0
0,03	Morphinum hydrochloricum	0,1
0,2	Natrium acetylarsanilicum (Arsacetin) . .	—
0,2	Natrium arsanilicum (Atoxyl)	—
0,3	Natrium nitrosum	1,0
0,05	Oleum Crotonis	0,15
0,15	Opium pulveratum	0,5
5,0	Paraldehyd	10,0
1,0	Phenacetinum	3,0
0,001	Phosphorus	0,003
0,001	Physostigminum salicylicum	0,003
0,02	Pilocarpinum hydrochloricum	0,04
0,1	Plumbum aceticum	0,3
0,1	Podophyllinum	0,3
1,5	Pulvis Ipecacuanhae opiatus	5,0
0,5	Pyramidon (Pyrazolonum dimethylamino phenyl-dimethylicum)	1,5
2,0	Salipyrin (Pyrazolon. phenyldimethylic. salicylic.).	6,0
0,1	Santoninum	0,3
0,0005	Skopolaminum hydrobromicum	0,0015
0,1	Semen Strychni	0,2
0,005	Strychnin. nitricum	0,01
2,0	Sulfonalum	4,0
0,001	Suprareninum hydrochloricum	—
0,1	Tartarus stibiatus	0,3
1,0	Theobromino-Natrium salicylic. (Diuretin).	6,0
0,5	Theocin (Theophyllinum)	1,5
0,5	Tinctura Akoniti	1,5
0,5	Tinctura Cantharidum	1,5
2,0	Tinctura Colchici	6,0
1,0	Tinctura Colocynthidis	3,0
1,5	Tinctura Digitalis	5,0
0,2	Tinctura Jodi	0,6
1,0	Tinctura Lobeliae	3,0
1,5	Tinctura Opii crocata	5,0

pro dosi	Maximaldosis	pro die
1,5	Tinctura Opii simplex	5,0
0,5	Tinctura Strophanti	1,5
1,0	Tinctura Strychni	2,0
2,0	Trional	4,0
0,1	Tubera Akoniti	0,3
1,0	Urotropin	3,0
0,002	Veratrinum	0,005
0,75	Veronal	1,5
1,0	Zincum sulfuric.	1,0

Sachregister.

Verlag von Julius Springer in Berlin W 9.

Einführung in die Chemie. Ein Lehrbuch für Zahnärzte und Studierende der Zahnheilkunde. Von Privatdozent Dr. **Otto Sackur**, Breslau. Mit 22 Abbildungen. 1911.   M. 3,—; geb. M. 3,80.

Die lokale Anästhesie im Bereiche der Mundhöhle. Ein Lehrbuch für den praktischen Zahnarzt. Von Dr. **H. Sicher**, Assistent des zahnärztlichen Instituts der Wiener Universität. Mit 31 Textabbildungen. 1919.   Etwa M. 5,—.

Histologische Technik für Zahnärzte. Von Dr. med. **Lange**. 1913.   M. 2,80; geb. M. 3,20.

Atlas der Zahnheilkunde in stereoskopischen Bildern. Herausgegeben unter Mitwirkung hervorragender Fachgelehrter von **Karl Witzel**.

Serie I (Doppelserie): **Anatomie.** 52 photographische Tafeln mit dreisprachigem Text. 1909.   In Leinwandmappe M. 24,—.

Serie II (Doppelserie): **Röntgenaufnahmen.** 50 Tafeln mit dreisprachigem Text. 1910.   In Leinwandmappe M. 24,—.

Serie III: **Chirurgische Erkrankungen des Mundes und der Kiefer.** Von Geh. Med.-Rat Prof. Dr. C. Partsch-Breslau. 27 Tafeln mit dreisprachigem Text. 1912.   In Leinwandmappe M. 16,—.

Porzellanfüllungen und deren Imitationen. Eine Studie. Von Zahnarzt Dr. **Curt Fritzsche**, Assistent der chirurgischen Universitätspoliklinik zu Leipzig. Mit 21 Textfiguren. 1908.   Preis M. 2,—.

Verlag von J. F. Bergmann in Wiesbaden.

Das zahnärztliche Physikum. Repetitorium für Studierende. Von Privatdozent Dr. **G. Blessing**, Rostock. 1911. Gebunden (mit Papier durchschossen) M. 5,—.

Das zahnärztliche Staatsexamen. Repetitorium für Studierende. Von Privatdozent Dr. **G. Blessing**, Rostock. 1912. Gebunden M. 8,60.

Lehrbuch der Zahnheilkunde. Von Professor Dr. **Port**, Direktor des zahnärztlichen Instituts in Heidelberg, und Professor Dr. **Euler**, Vorstand des zahnärztlichen Instituts in Erlangen. Mit 606 teils farbigen Abbildungen. 1915.   Gebunden M. 20,—.

Hierzu Teuerungszuschläge.

Verlag von Julius Springer in Berlin W 9.

Rezeptur für Studierende und Ärzte. Von Dr. **John Grönberg,** Oberarzt und Apotheker. Mit einem Geleitwort von Dr. R. Heinz, Professor für Pharmakologie an der Universität Erlangen. Mit 18 Textfiguren. 1919. Preis M. 5,—.

Die Therapie des praktischen Arztes. Unter Mitwirkung von hervorragenden Fachgelehrten herausgegeben von Professor Dr. **Eduard Müller,** Direktor der Medizinischen Universitäts-Poliklinik zu Marburg. In drei Bänden. Jeder Band ist auch einzeln käuflich.

II. Band: **Rezepttaschenbuch** (mit Anhang). 673 Seiten. 1914. Preis gebunden M. 6,40.

Die neueren Arzneimittel und die pharmakologischen Grundlagen ihrer Anwendung in der ärztlichen Praxis. Von Dr. **A. Skutetzky,** Stabsarzt, Vorstand der Abteilung für innere Krankheiten am Garnisonspitale, Privatdozent für innere Medizin, und Dr. **E. Starkenstein,** Privatdozent für Pharmakologie und Pharmakognosie an der deutschen Universität in Prag. **Zweite, gänzlich umgearbeitete** Auflage. 1914. Preis gebunden M. 12,—.

Neue Arzneimittel und pharmazeutische Spezialitäten einschließlich der neuen Drogen-, Organ- und Serumpräparate, mit zahlreichen Vorschriften zu Ersatzmitteln und einer Erklärung der gebräuchlichsten medizinischen Kunstausdrücke. Von **G. Arends,** Apotheker. **Fünfte, vermehrte und verbesserte Auflage.** Neu bearbeitet von Prof. Dr. **O. Keller.** Preis gebunden M. 18,—.

Anleitung zur Beurteilung und Bewertung der wichtigsten neueren Arzneimittel. Von Dr. **J. Lipowski,** dirigierender Arzt der inneren Abteilung der Städtischen Diakonissenanstalt in Bromberg. Mit einem Geleitwort des Geh. Med.-Rat Professor Dr. H. Senator. 1908. Preis M. 2,80; gebunden M. 3,60.

Handbuch der Arzneimittellehre. Zum Gebrauche für Studierende und Ärzte bearbeitet von Dr. **S. Rabow** und Dr. **L. Bourget,** Professoren an der Universität Lausanne. Mit einer Tafel und 20 Textfiguren. 1897. Preis gebunden M. 15,—.

Hierzu Teuerungszuschläge.